脱 思い込み めまい診療

めまいは内耳とは限らない

額田記念病院　中山杜人　著

株式会社 新興医学出版社

Breakthrough from Dizziness Theory Limited to Inner Ear

Morito Nakayama, M.D.
Department of Internal Medicine, Nukada Memorial Hospital

This is a practical book for clinicians unlike so-called textbook.
● Cause of dizziness and/or vertigo may not be always inner ear. It is an important fact that stiff neck and shoulder affect bloodstream of vertebro-basilar artery system.
● The inner ear otolith theory of benign paroxysmal positional vertigo is not a sole explanation of vertigo or dizziness.—Possibility of central paroxysmal positional vertigo as a result that brain MRI,MRA,entire neck MRA and cervical spine X-ray has been performed for almost all dizziness and/or vertigo patients.
● Treatment for Meniere's disease using antiherpesvirus medicines.
● Dizziness and/or vertigo of old and middle aged patients requires attention.
Even a patient diagnosed as "benign paroxysmal positional vertigo" causing from inner ear in authoritative medical facility may have cerebral infarction and transient ischemic attack later.
In addition, cerebral infarction and serious vascular lesion may be detected as for slight dizziness.
● Dizziness hard to be cured to continue obstinately.

Medical Experience:
The author's experience of medical treatment on vertigo or dizziness is 43 years at the moment.
May 1980—present: Changed a specialty into internal medicine.
1971—Apr.1980: Specialized in otolaryngology.

© First edition, 2015 published by
SHINKOH IGAKU SHUPPAN CO. LTD., TOKYO.
Printed & bound in Japan

推薦のことば　〜内科医より〜

　めまいは多種多様で複数の科に及ぶことが多い．

　原因は「内耳，三半規管」という考えが一般にも医師の間でも根強くあるし，「頭部 CT や MRI のような画像で異常なければすなわち内耳性めまい」という認識が今なおあるように思う．本書はこうした固定観念にメスを入れ，高齢人口が増加の一途をたどる昨今，内耳に固執すると見逃しが多くなることを指摘している．

　近年，内耳の耳石によるとされる良性発作性頭位めまいの病名が独り歩きしている状況のなかで，本書では椎骨脳底動脈系の血行不良を介する「中枢性発作性頭位めまい」という私どもが気付かずにいた疾患概念が明記され，首や肩こり，うつむき姿勢のめまいとの深い関連も指摘されており，現今の考え方に対し具体的な症例を挙げて警告を発している．

　日常診療では自覚症状がめまいのみの患者によく遭遇するが，このような場合，特に中高年の患者は動脈硬化を伴うので椎骨脳底動脈循環不全のことが多いと明確に示していただき，今まで何となくあいまいな診断を下していたが，具体的な症状にチェックを入れさえすれば簡単に 3 分でこの疾患が診断できるように配慮してあるのが非常に有り難い．

　またメニエール病や，頑固に続くめまいに対する抗ヘルペスウイルス薬の治療効果についても触れている．

　それに中高年者，特に危険因子を持つめまい患者は，たとえ軽度でも脳梗塞や脳腫瘍，最近では主幹動脈の狭窄・閉塞などの重大疾患が隠れていることがあり油断は禁物としている．

　本書には一般臨床医や内科医にとって目からうろこの情報が書かれており，今日からでも役立つことは容易に想像できる．中山杜人医師は耳鼻咽喉科約 10 年，内科 30 余年と両科にわたって研鑽を積んできており，現在当院内科の第一線で外来診療をされている．特にめまいに対する情熱と目前の患

者からさらに新しい情報を学び，臨床経験を蓄積していこうとする姿勢は大いに評価したい．

　ここに敬意を表するとともに，今後のご活躍を祈念してやまない．

　2015 年 9 月

額田記念病院院長
（元東邦大学医学部第一内科教授）
森下　健

推薦のことば　～耳鼻咽喉科医より～

　中山杜人医師は耳鼻咽喉科においては同期でしたが，その後内科に移られ，耳鼻咽喉科と内科の両面より，めまいを長年にわたって診療してきた数少ない貴重な存在です．

　現在の日本は世界でも類をみない急速な高齢化が進展し，基礎疾患やリスク因子が複数存在する患者が著増しており，両科の谷間に入るような症例も増加してきています．

　しかも，同医師は一つの科からみためまいではなく，広い視点からの見方，考え方に基づいて積極的にめまい診療に取り組んできており，この本はそうした価値の高い臨床経験からの医療情報が多数書かれています．特に椎骨脳底動脈循環不全，それをバックにした中枢性発作性頭位めまい（かつて坂田名誉教授が提唱した仮性良性発作性頭位めまいです），そして早くから診療に取り入れた MR 画像を用いためまい診断はピットフォールに陥る危険を回避するのにきっと役立つと思います．また，従来関心が薄かった頸部や肩のこりとめまいの関連性，さらには最近話題の執拗に続く"ふわふわ"感のめまい対策についても言及されており，外来・入院診療においてなるほどと思い当たることが多々あると思います．耳鼻咽喉科，内科の先生方，臨床の第一線に携わる先生方に是非お勧めしたい一冊です．

2015 年 9 月

依田耳鼻咽喉科歯科医院院長
（埼玉医科大学耳鼻咽喉科非常勤講師）
依田　勝

推薦のことば　〜耳鼻咽喉科医より〜

　本書の数々の新知見は期待通りでした．著者とは武蔵野赤十字病院の耳鼻咽喉科で外来診療，手術を通し，共に働いていたことがあり，その後，内科に新天地を求めて移られ，めまいを様々な方面から診療すべく日夜励んでこられました．

　当時も控えめな人柄でしたが，今でもそれは変わらず時々お会いする時のきらりと光るめまいへのアプローチの仕方にもさらに磨きがかかり，啓発されることが多いです．

　新しい本を読む楽しみを得，またこれを座右の銘とする所存です．

　特に中枢性めまいについての実践に即した記載が豊富で，実地臨床で活躍中の開業医の先生方や，現在耳鼻咽喉科，総合診療内科，内科，さらに現在研修中の先生方にもお勧めです．ぜひ読んでいただきたく思います．

　2015 年 9 月

元虎ノ門病院耳鼻咽喉科部長
滋賀秀壯

はじめに

著者は，1971年群馬大学耳鼻咽喉科からスタートし，めまいについては，横須賀共済病院内科において単独で立ち上げた「めまい外来」を実践してきた．この結果，めまいを耳鼻咽喉科と内科の両面，それぞれの立場からより広い視点で診ることができた．特に画像は，横須賀共済病院で1988年から頭部 MRI を，1996年からは頭部 MRA と頸部 MRA を病名の如何にかかわらずほぼ全症例についてチェックしてきた．特に頸部 MRA で注意すべき部位は，前下小脳動脈，後下小脳動脈以外に，椎骨動脈起始部と脳底動脈合流直前の箇所である．この部位はアテローム硬化を生じやすいことですでに知られている．

近年，「良性発作性頭位めまい」（以下 BPPV）の病名が広く知られることとなり，全めまい症例の50〜60％近くがこの疾患という意見が出るほどである．一部の内科医の間ではめまいの80〜90％はこの疾患が占めるという極端な考えすらある．2015年には団塊の世代がすべて65歳以上になり，その数は3395万人に達するといわれている．高齢人口が世界最速で進む社会環境のなか，最近の糖尿病とその予備軍の人たちの右肩上がりの増加を含め，高血圧，脂質異常症，肥満，喫煙などの危険因子を持つ中高年の人たちは，BPPVと鑑別困難な眼振所見を示す「中枢性発作性頭位めまい」を起こしやすい．ヒトの身体は神経，血管などでつながっているので，この本を通して内耳のみに限定せず視野を広くして，俯瞰的に診ていっていただければ幸いである．

高齢者や危険因子を抱える中年の人たちは，一見 BPPV のようにみえても，動脈硬化を背景にして，後日一過性脳虚血発作や脳梗塞，狭心症，心筋梗塞を起こすことが時にある．著者が耳鼻咽喉科医としてめまいを診ていた頃は，もしめまい後に脳卒中や心疾患を発症すれば，神経内科，脳神経外科，循環器内科に収容されたはずで，その情報を知ることはできなかった．

しかし内科では，生活習慣病などでめまい後の経過観察を継続していくこ

とになる．臨床医にとって経過をみていくことは大切なことである．

　さらに，この本では Spot Information のような囲み欄を配置し教科書を読むだけでは得がたい日常臨床に直結する情報を記載した．

　本書が今日からのめまい診療に役立つことを切望している．

　2015 年 9 月吉日

中山杜人

目 次

First Message ······xvi

CHAPTER 1　めまい診療 概論

Ⅰ　めまい，眼振はどのようにして起きる？ ── 2

Ⅱ　めまいにはどんな病気がある？ ── 4

1 末梢（内耳）性めまい ······ 4
1）良性発作性頭位めまい（BPPV）······ 4
2）内耳性（あるいは末梢前庭性）めまい ······ 5
3）メニエール病 ······ 5
4）突発性難聴に伴うめまい ······ 5
5）前庭神経炎 ······ 6
6）耳性帯状疱疹に伴うめまい ······ 7
7）流行性耳下腺炎に伴う耳鳴，難聴，めまい ······ 7
8）頭部外傷に伴うめまい ······ 7
9）SM，KM，エンビオマイシン（EVM）によるめまい ······ 7
10）真珠腫性中耳炎から波及した内耳炎 ······ 8
11）内耳梅毒 ······ 8
12）顎関節症に伴うめまい（コステン症候群）······ 8
13）遅発性内リンパ水腫 ······ 8

2 中枢性めまい ······ 9
1）椎骨脳底動脈循環不全 ······ 9
2）中枢性発作性頭位めまい ······ 11
3）悪性発作性頭位めまい ······ 19
4）小脳出血および梗塞 ······ 20

5）脳幹病変（腫瘍，動静脈奇形，梗塞，出血，炎症）……………… 21
　6）急性散在性脳脊髄炎 ……………………………………………… 22
　7）聴神経腫瘍 ………………………………………………………… 22
　8）脊髄小脳変性症によるめまい …………………………………… 23
　9）正常圧水頭症 ……………………………………………………… 23
　10）慢性硬膜下血腫 …………………………………………………… 23
③ その他のめまい …………………………………………………… 23
　1）循環器疾患を背景としためまい ………………………………… 23
　2）甲状腺機能亢進症，甲状腺機能低下症に伴うめまい ………… 24
　3）慢性呼吸不全に伴って起こるめまい …………………………… 24
　4）脳血管障害性パーキンソニズム ………………………………… 24
　5）片頭痛関連めまい ………………………………………………… 25
　6）妊娠中に起こるめまい …………………………………………… 25
　7）眼科的なめまい …………………………………………………… 26
　8）薬剤によるめまい ………………………………………………… 26
　9）電解質異常，貧血，低血糖，高血糖，熱中症（Ⅰ度，Ⅱ度）など
　　　によるめまい ……………………………………………………… 26
　10）持続的な平衡覚障害 ……………………………………………… 27
④ まれなめまいのケース …………………………………………… 31
　1）大動脈炎症候群に伴うめまい …………………………………… 31
　2）鎖骨下動脈盗血症候群 …………………………………………… 31
　3）大脳性のめまい …………………………………………………… 31
　4）神経血管圧迫症候群 ……………………………………………… 32
　5）てんかん性めまい ………………………………………………… 32
　6）血液疾患に伴うめまい …………………………………………… 33

Ⅲ　中高年の中枢性発作性頭位めまい―症例による検討― ── 34
① 頸椎異常に起因する症例 ………………………………………… 34
　1）首がこきっと音がした直後にめまいを起こし，中枢性発作性頭位
　　　めまいと診断した症例 …………………………………………… 34

2) 首の付け根を圧するとめまいがするというストレートネックの症例 ……………………………………………………………………… 35
3) 後彎が原因でも良性発作性頭位めまいと同じ眼振を認める ………… 36
4) 後彎で良性発作性頭位めまい（後半規管型）と同じ眼振を呈した症例 ……………………………………………………………………… 37
5) 良性発作性頭位めまいとして運動療法（Brandt法）を施行されたが，めまいがかえって悪化した前縦靱帯骨化症のケース ………… 37
6) 寝ている状態から起き上がった時の回転性めまいで受診した後縦靱帯骨化症のケース ……………………………………………………… 38

② 血管病変が発見された症例 …………………………………………… 39
1) 良性発作性頭位めまいのようにみえても，presyncopeを伴ったケース ………………………………………………………………… 39
2) 一見良性発作性頭位めまい，でも左鎖骨下動脈と左椎骨動脈の高度狭窄が判明したケース ………………………………………………… 40

③ 発症後に脳血管障害を起こした症例 ………………………………… 41
1) 発症後6年で脳出血で死亡 ……………………………………………… 41
2) 発症後2年にして脳梗塞を起こした …………………………………… 43
3) 発症後9年して脳血管障害性パーキンソニズムを起こした ………… 44
4) 頸部MRAにて左椎骨動脈の描出なく，脳底動脈の蛇行も認められた ……………………………………………………………………… 44
5) 発症後3ヵ月して，意識障害で救急車で運ばれてきた ……………… 45

④ 脳の循環不全，血管病変や橋，小脳に小梗塞，大脳に陳旧性の脳出血が発見された症例 ……………………………………………… 45
1) 低酸素状態がきっかけで発症 …………………………………………… 45
2) 頭部MRAにて右前大脳動脈閉塞が認められた ……………………… 46
3) 頭部MRIにて大脳だけでなく，橋，小脳にも小梗塞 ……………… 46
4) 頸動脈カラードップラー法で右総頸動脈から内頸動脈にかけて狭窄率62％のプラークがみられた …………………………………… 47
5) 糖尿病→動脈硬化→椎骨脳底動脈循環不全を背景とした症例 ……… 49
6) 左椎骨動脈結紮からの椎骨脳底動脈循環不全が関与していた ……… 49

7) 3年後，右小脳半球に梗塞がみつかった ………………………………… 50
8) 発症後5年経過して頭痛と半身のしびれにて未破裂脳動脈瘤が発見された ……………………………………………………………………………… 51
9) 頭部 MRA にて右内頸動脈瘤が発見された ……………………………… 51
● Coffee Break 1　普通の治療でよくならないケースにはどう対処する？ ……………………………………………………………………………… 53
文献 …………………………………………………………………………… 55
ポイントレッスン ……………………………………………………………… 57

CHAPTER 2　めまい診療 実践　　61

I　医療面接（問診）のコツ ── 62
1) めまいの性状と随伴症状 ……………………………………………………… 63
2) 何時に，何をしている時に起こったのか？ ……………………………… 65
3) 持続時間はどれくらいか？ ………………………………………………… 65
4) 中年以降のめまいで注意すべき症状 ……………………………………… 68
5) 既往歴の聴取 ………………………………………………………………… 69

II　平衡機能検査を行う順序 ── 71

III　診断のコツ ── 77
1) 詳しい病歴をとる …………………………………………………………… 77
2) 末梢性と中枢性の区別 ……………………………………………………… 78
3) 高齢者のメニエール病 ……………………………………………………… 78
4) 中高年のめまい ……………………………………………………………… 79
5) 高齢者の非回転性めまい，ふらつき ……………………………………… 79

IV　最前線の臨床医のための重要事項 ── 82
● Coffee Break 2　著者のめまい，耳鳴，耳閉感の経験―年齢が進むと首との関連が目立ってくる― ……………………………………………… 84

V 第一線の臨床医のためのめまい診療の進め方 ―― 86

1 内科でよく遭遇するめまい……………………………………86
1) 椎骨脳底動脈循環不全………………………………86
2) 中枢性発作性頭位めまい……………………………89
3) 循環器疾患を背景としためまい……………………90
4) 末梢性あるいは内耳性のめまい……………………90

2 内科で遭遇するその他のめまい………………………………92
1) 甲状腺疾患に伴うめまい……………………………92
2) 慢性呼吸不全に伴って起こるめまい………………92
3) 脳血管障害性パーキンソニズム……………………92
4) 大脳性のめまい………………………………………92
5) 妊娠中に起こるめまい………………………………93
6) 眼科的なめまい………………………………………93

3 めまいで最終的にしておくことは……………………………93

VI 状況別めまい診療 ―― 95

1 救急外来でめまい患者を診たら………………………………95
1) 救急車でストレッチャーで搬入された場合………95

2 新患外来でめまいを診たら，あるいは再診で診察している人がめまいを訴えたら……………………………97
1) めまいの診断はほぼ医療面接（問診）で決まる…97
2) 3分で椎骨脳底動脈循環不全を見分ける問診法…99
3) 診察時のオーダー，投薬，注意事項………………100

VII 今日から役立つ！ めまい診療の実践テクニック ―― 103

1 眼振以外のめまい診断へのアプローチ……………………103
2 臨床医のためのめまい処方…………………………………104
3 めまい患者のめまい以外の症状について…………………107
1) 嘔気，嘔吐……………………………………………107
2) しびれ…………………………………………………107

3） 頭痛，首筋の痛み，頭重感 …………………………………… 107
　4） 首・肩こり ……………………………………………………… 108
　5） 頭鳴 ……………………………………………………………… 109
　4 外来でよく遭遇するＱ＆Ａ ……………………………………… 110

Ⅷ　最終的に頭に入れておくこと ―――――――――― 113
　1） 中高年者のめまいで多いのは …………………………………… 113
　2） 中枢性発作性頭位めまい ………………………………………… 115
　3） 見逃してはならぬもの …………………………………………… 115

Ⅸ　これからのめまい診療の注意点 ――――――――― 117
　文献 ……………………………………………………………………… 117

CHAPTER 3　めまい診療 資料　　119

めまいと一過性脳虚血発作，脳腫瘍，脳動脈瘤のリスト ――― 120
　1 めまいと一過性脳虚血発作（内頸動脈領域） ………………… 120
　2 めまいと脳腫瘍 …………………………………………………… 120
　3 めまいと脳動脈瘤 ………………………………………………… 122

　おわりに ………………………………………………………………… 126
　めまいエッセンス３ヵ条 ……………………………………………… 127
　索引 ……………………………………………………………………… 128

※症例については，拙著『プライマリーケアー医のためのめまい診療の進め方』
　（新興医学出版社, 2005）にも多数掲載しておりますので，そちらもご参照く
　ださい．

First Message

> **高齢者は軽いめまいでも要注意！**
> **めまい＝内耳ではない！**

立ちあがった時のふらっとするめまいとその後のふらふら感
初診時の頭部CT（単純）は正常．その他の神経症状なし
めまいはメリスロン®で消失．
「メリスロン®が効いたから内耳性めまいだろう」
それでいいのでしょうか？
それでは脳梗塞を見逃します！

◆立ちくらみ様のめまいは，心血管性か起立性低血圧を考えるのが一般的ですが，中枢病変もあり得ます．

◆さらに別な症例で，近くの脳神経外科（頭部CTのみ），耳鼻咽喉科で「問題なし」と言われためまいの高齢女性が後日の頭部MRIでやはり「視床梗塞」と判明しています．

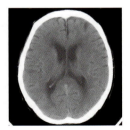

初診時頭部CT
異常はみられず．

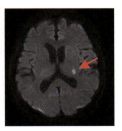

頭部MRI 拡散強調画像
左視床に新鮮梗塞あり（矢印）．
後日の頭部MRIで判明（詳細は
p66，67を参照）．

中高年者の一見良性発作性頭位めまい 内耳が原因なので心配ない？

「良性発作性頭位めまい」なので，頭部 CT も必要なし
それでは血管病変が見逃されてしまいます！

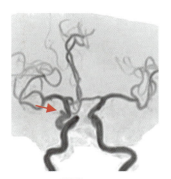

頭部 MRA
右内頸動脈に動脈瘤あり（矢印）．
頭部 MRA で判明（詳細は p51，52 を参照）．

CHAPTER 1
めまい診療概論

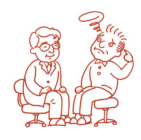

I めまい,眼振はどのようにして起きる?

図1のごとく,内耳,小脳,脳幹の前庭神経核はそれぞれ神経路で密接に結びついている.

さらに,前庭神経核から中枢路として,脳幹上部にある眼球運動核へ内側縦束(MLF;medial longitudinal fasciculus)という神経路が行っている.そして脳幹の中心部にある傍正中橋毛様体(PPRF;paramedian pontine reticular formation)とも神経路で結ばれており,前庭神経核,MLF [→Spot Information 1],PPRF(側方注視中枢としての役割がある)ともに眼運動に関与している.したがってこれらのいずれの部分が障害されても眼振や,めまいを生じ得る.

つまり,内耳,小脳,脳幹の前庭神経核をはじめ,眼運動に関与しているところのどの部分が障害されても回転性めまいは起こり得るのである.ことに,小脳の役割としては,眼球運動を較正したり,抑制したりする働きがある.

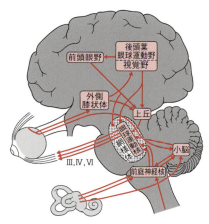

図1 視運動系の神経回路
視覚系・皮質および脳幹の眼球運動系・前庭系.
[野村恭也,監集,加我君孝,編集:新耳鼻咽喉科学(第11版),南山堂,p48,2013より引用]

それゆえ,小脳機能がうまく働かなくなると,制御が効かなくなって,視線変更に際して眼球が止まるべき位置にびしっと来なくなって行き過ぎたり(測定過大),目的の位置に達しなかったりする(測定過小).

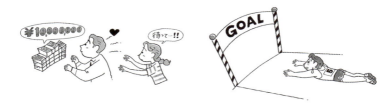

内耳,小脳(特に小脳虫部の一部と,小脳下虫と呼ばれる小節,片葉),脳幹の前庭神経核は発生学的にも同じなので,いわば「だんご3兄弟」のような関係ともいえる.

それゆえ,どの部分が冒されても眼振,めまいが起こり得るのである [→Spot Information 2].

Spot Information 1　MLF症候群

MLFの異常はMLF症候群として知られている.症状は側方視をさせた時,外転眼の一側性眼振と内転眼の麻痺が出現し,輻輳は保たれているという状態である.橋出血,多発性硬化症,上部脳幹の虚血でみられる.

Spot Information 2　内耳・前庭神経核・小脳・大脳の関係

内耳,脳幹の前庭神経核,小脳,大脳はどのような関係にあるのか? それを理解しやすいよう,江戸時代の幕藩体制に例えてみよう.

内耳は,いわば親藩の松平を名乗る大名であり,前庭神経核は将軍を出した紀州藩であり,小脳は眼球運動に異常をきたさないように抑制的な働きをしているので,幕府のお目付役である水戸藩,大脳はこれらを統括する将軍家に相当する.

Ⅱ めまいにはどんな病気がある？

めまいの診断に際しもっとも重要なことは，末梢（内耳）性めまいと中枢性のめまい（頭蓋内疾患）を区別することである．

1 末梢（内耳）性めまい

解剖学的には，内耳（前庭器官，三半規管）→前庭神経→脳幹の前庭神経核（末梢とは内耳から前庭神経核の入り口までをいう．ただし脳幹の入り口までという意見もある）の病変で起こるめまい．

1）良性発作性頭位めまい（BPPV）

「理髪店や美容院で急に寝たり起きたりした時にぐるぐる回る」と聞けば，すぐに診断がつく（ただし，この症状は椎骨脳底動脈循環不全を背景とした中枢性発作性頭位めまいでも起こり得る）．過去の中耳炎，頭部外傷，硫酸ストレプトマイシン（SM），カナマイシン（KM）の使用歴，音響外傷などが参考になる．

難聴，耳鳴を伴わず，めまいを起こす頭位にしてから眼振が出るまでに，数秒の潜伏時間がある．

さらにめまい頭位にしてそのまま観察していると，多くは1分以内にめまい，眼振が消失する．そして再び同じ頭位にするとめまい，眼振が軽減または消失する．これを減衰現象と称する．

図2のごとく，頭位変換眼振検査にて懸垂頭位と坐位で方向の逆転する眼振が認められるが，これが特徴．

めまいを起こす機序については，次のような説が有力．前庭器官である卵形嚢，球形嚢は耳石（成分は炭酸カルシウム）とそれを被う耳石膜，さらにその下の有毛細胞からなる．耳石は常に新しく生産され，古くなった耳石は周辺に落ちて吸収される．しかし時に，この落ちて必要なくなった耳石が吸

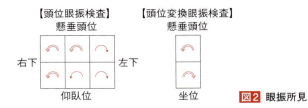

図2 眼振所見

収されずに三半規管の膨大部にあるクプラに付着したり，あるいは半規管内を浮遊していたりすると，頭位の変換でめまいが誘発される．特に中耳炎の罹患や，SM，KM の投与により耳石の生産と吸収がうまくいかなくなると，このようなめまいが起こってくる．

2）内耳性（あるいは末梢前庭性）めまい

メニエール病や前庭神経炎というように確実に診断できない段階だが，明らかに末梢性を考えるという場合に，とりあえずこの病名をつけておくことがある．

3）メニエール病

1861 年，フランス人の医師であったメニエールが，内耳の異常によって起こるめまいもあると報告した．それまではめまいはすべて脳の病気であると考えられていた．

病態としては，進行性内リンパ水腫（内耳の内リンパ液が増え続ける状態）と考えられており，内リンパ液を満たしている膜迷路が内圧に負けて破けた時に回転性めまいが起こるという見解もある．

4）突発性難聴に伴うめまい

メニエール病との違いは，ある日突然急激に一側性の高度難聴となり，時に回転性の数日続くめまいを伴うことがあるが，回転性めまい発作を繰り返すことがないことである．ただ，時にふわふわ感が長期間続くケースもある．

内耳血行障害や，ウイルスなどが原因．私見であるが，両方の要因が重なることもあり得るとみている．さらに抗ヘルペスウイルス薬が著効したケースも経験している（p53，Coffee Break 1 参照）．

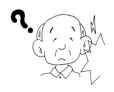

5) 前庭神経炎

　耳鳴がなく，数日続く激しい回転性のめまいのみ，というのが特徴．前駆症状としての2～4週間前の風邪症状を聞き出す［→Spot Information 3］．

　めまいは最初は回転性だが，後遺症としてのふらふら感が残ることがある．

　特に交差点で信号をみる時や，道路で左右を確認する時などに，ふらふら，ぐらぐらを感じることがある．この症状がしつこく続くのである．

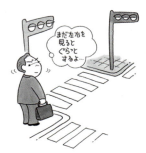

前庭神経炎は回転性めまいが治まっても，その後，頭を振るような動作，例えば交差点で左右を確認する時などにぐらっとする感じが残ることがよくある．

　さらに，前庭神経炎であってもウイルスが原因とは限らない．

　従来，前庭神経炎＝末梢（内耳）性と考えられてきたなかに，脳幹部の梗塞が含まれ，むしろこのほうが多いという意見もある[1]［→Spot Information 4］．

　ほかにウイルス疾患に伴って起こるめまいとして，代表的なものを二つ，次の6），7）に掲げる．

 Spot Information 3　可能性のある病原体

　インフルエンザウイルス，コクサッキーウイルス，アデノウイルス，RSウイルスなどである．最近ではヘルペスウイルスという意見もある．

6）耳性帯状疱疹に伴うめまい

Ramsay Hunt 症候群ともいい，外耳道，耳介周辺に特有の紅斑と水疱形成を生じ，回転性めまい，耳鳴，難聴以外に顔面神経麻痺を伴う．これらの症状が必ずしも揃うとは限らず，不全型もあり得る（拙著『プライマリー・ケアー医のためのめまい診療の進め方』p130，症例 58 参照）．

7）流行性耳下腺炎に伴う耳鳴，難聴，めまい

耳下腺腫脹の後，時に耳下腺腫脹に先行して耳鳴，耳閉感，難聴が突発性難聴の形をとって生じる．少し遅れて回転性めまいとふらつきが現れる（拙著『プライマリー・ケアー医のためのめまい診療の進め方』p128，症例 57 参照）．

8）頭部外傷に伴うめまい

頭部外傷後に起こるめまい，平衡障害をいう．

9）SM，KM，エンビオマイシン（EVM）によるめまい

結核で SM 投与歴のある人は，良性発作性頭位めまいを起こしやすいことが以前より知られている．しかし，これらの薬剤を投与中に生じるめまい（主にふらつき）は，同時に両側の内耳機能が中等度〜高度に低下するためである．特に両側内耳機能の高度低下をきたした場合，階段を下りる時が怖いという症状を訴えることがある．

両側同時に内耳機能が冒されるために，眼振が出現しにくいので，めまいやふらつきを感じることが少なく本人も気づかないうちに進行していくことが多い．初回の SM 投与のみでふらつきを生じたケースを著者は経験したことがある．

両側内耳機能低下を簡便に診断するには，Meyer zum Gottesberge 氏頭振り試験が定量的にデータを出すことが可能なので非常に有用な検査である[2,3]．

著者は過去に長年にわたり結核患者の治療に従事したことがあるので，

Spot Information 4 簡単に末梢（内耳）性めまいと診断しない！

他医にて前庭神経炎と言われ，頭部 MRI を撮ったところ，橋部に小梗塞がみつかった 74 歳の女性を著者は経験している．

SM や KM だけでなく，EVM でもまったく同様の臨床症状と両側前庭機能障害が起こることを経験している．

10）真珠腫性中耳炎から波及した内耳炎

慢性真珠腫性中耳炎の場合，真珠腫による迷路壁の破壊のため，外側半規管に瘻孔が形成されて，限局した内耳の炎症が起こり，めまいとなる．

11）内耳梅毒

梅毒血清反応陽性で，メニエール症候に似た回転性めまいを繰り返すことが多い．梅毒性内耳炎は病理学的には内リンパ水腫を生じる．

12）顎関節症に伴うめまい（コステン症候群）

顎がガクガク音がするのとほぼ時を同じくしてめまいが起こる．時に患者から「そういうめまいはそもそもあるのでしょうか」と質問されることがある．

13）遅発性内リンパ水腫

亀井ら[4]が Schuknecht とほぼ同じ頃に発表した疾患である．

過去に高度な一側性感音難聴がある人に，後年難聴耳と同じ側（同側型）または反対側（対側型）に二次的に進行性の内リンパ水腫が生じる．

そのためにメニエール病とそっくりの回転性めまい，嘔気，嘔吐と（同側型），対側型ではさらに難聴，耳鳴の出現，聴力変動が起こる．過去の高度な一側性感音難聴の原因は，主にウイルス感染（ムンプス，麻疹），ほかに側頭骨外傷，乳様突起炎，ジフテリアによる内耳炎，突発性難聴，アブミ骨切除などが知られている．この際，一側性高度感音難聴が生じてから同側耳（患側耳），または対側耳（健側耳）に，新たに進行性内リンパ水腫が生じるまでの期間は，数年～数十年と幅がある．

まずメニエール病と違うのは，既往歴として高度の一側性難聴が存在することである（メニエール病では普通このような一側性高度感音難聴はみられない！）．さらに遅発性内リンパ水腫の同側型はすでに高度の難聴があるため難聴の変動は伴わないが，対側型の場合，聴力はよくなったり悪くなったり変動するのが特徴（聴力変動）．

2 中枢性めまい

　脳幹の前庭神経核→視床→頭頂葉の経路のいずれかの障害で生じるめまい．小脳障害でめまいを生じることもある．

1）椎骨脳底動脈循環不全

　前庭神経核は脳幹のなかでももっとも血行不全に陥りやすい場所なので，椎骨脳底動脈領域の血行不良を起こすと，最初に障害を受ける．それゆえに前庭神経核だけの障害ではめまいしか現れない．椎骨脳底動脈循環不全は，二つの type に分類される（松永）[5]．

　①hemodynamic type
　②vascular type

　本来は椎骨脳底動脈領域の一過性脳虚血発作を意味し，めまいだけでほかの神経症状を伴わない時はこの診断はつけないという米国の診断基準もある．しかしながら実地臨床では，そこまでいかない軽度の血管病変に頚椎の異常や脂質異常症（動脈硬化），肩こり，首こりによる頸部筋の緊張から生じる椎骨動脈周囲交感神経叢の興奮などが上乗せされ，しかも神経症状を伴わない．症状がめまいのみの脳循環不全的な，いわゆる血行不良のケースが多い．めまいの持続時間は教科書的には短い（数分程度）といわれているが，数時間〜数日に及ぶ症例もある．

　本書で扱う椎骨脳底動脈循環不全はほとんどが①の症例である．

　椎骨脳底動脈循環不全について，大友はその著書のなかで，「めまいのみでは椎骨脳底動脈循環不全と考えないという記述があるが（米国），これは間違いである」と明瞭に断じている[6]．

　川崎は「ふだん外来で扱う椎骨脳底動脈循環不全は，この hemodynamic type である」と言及している[7]．

　伊藤も，「めまいの日常診療では，椎骨脳底動脈循環不全によるめまいのみの症例に遭遇する機会は，他のめまい疾患に比べ圧倒的に多い．しかし，多くの場合，良性発作性頭位めまい症，メニエール病，時には前庭神経炎と診断され，治療されている」としている[8]［→Spot Information 5］．中高年者のメニ

エール病様の症状（回転性めまい），あるいは非回転性めまい（立ちくらみ，眼前暗黒感などの症状）に，手足の先のしびれ，口周囲や舌のしびれ，複視，霧視のうちどれか一つでも伴えば，それだけでメニエール病ではない．自覚症状で両側耳鳴，両側耳閉塞感，後ろに引かれる感じがあるという時や，閉眼足踏み検査にて，後方や斜め後方によろけていくような時にはこの疾患を疑う［→Spot Information 6,7］．時に短時間の意識障害を伴うことがある．

Spot Information 5　椎骨脳底動脈系の循環不全が考えられるケースにセロクラール®

内耳性のめまいに使う薬剤はメリスロン®やセファドール®が代表的だが，回転性めまいと四肢末端のしびれ（手袋靴下型）を訴えて来院した高齢の患者で，某医師から内耳性めまいを考慮されメリスロン®のみ処方されていて，回転性めまいはよくなったが，軽いふらつきとしびれが残っているとのことだった．

椎骨脳底動脈循環不全と判断して，メリスロン®に脳循環改善薬（セロクラール®）を加えたら，それらの症状はすっかりとれて，大変喜ばれたことがある．

Spot Information 6　起立性調節障害

思春期に立ちくらみやめまい感を起こす疾患である．

15歳の男性で，めまい感で受診し，起立性調節障害と診断し，頸部MRAで右椎骨動脈が左に比べ，著明に細くなっている所見が認められたケースがある．起立性調節障害の原因は椎骨脳底動脈系の循環不全といわれている．右椎骨動脈の異常は，先天的な低形成と考えられた．

Spot Information 7　乗り物酔いとめまい

末梢性ことに内耳性めまいを起こす人は，よく聞くと乗り物酔いをする人が多い．しかし高齢者がめまいを起こす場合，たとえ乗り物酔いをするからといって簡単に末梢（内耳）性めまいと診断しないほうがよい．

2）中枢性発作性頭位めまい（とりあえずこの病名を用いたが，今のところ学会でも正式の病名をつけていない）［→Spot Information 8］

頸部 MRA で椎骨脳底動脈の狭窄，蛇行，屈曲，動脈径の著しい左右差，ループ形成［→Spot Information 9，図3，4］などが認められれば椎骨脳底動脈領域の血行不良状態が潜在していると判断される．

Spot Information 8　発作性頭位めまい（広義）—眼振所見による分類—

中枢性発作性頭位めまいについては，まだ学会で正式に決められたわけではなく，十分認識されている状況ではないが，第一線の医療では，良性発作性頭位めまいとの鑑別に必要なので下記のごとく分類しておく．

①良性発作性頭位めまい：内耳の耳石が原因．

②中枢性発作性頭位めまい[9,10]：坂田の言う仮性良性発作性頭位めまい[11]と同義．①と③の間に位置する．多くは首との関連性が強い．

③悪性発作性頭位めまい：良性に対極する意味での名称で，命にかかわる疾患が多い（詳細はp19を参照）．

②は命にかかわるようなめまいではなく，もっとも多い原因は頸椎の異常や，首こり，肩こりのような頸部筋の緊張からくる椎骨動脈周囲の交感神経叢の興奮に起因する椎骨脳底動脈系の血行不良を背景にしている（頸性めまいとダブる部分がある）．

内耳への血行不良も併存すると考えられるので，患者は両耳鳴や耳閉塞感を訴えることがある．症状と眼振所見が①と酷似しているため，①と区別することが困難．したがって成書の記載とは違い30秒〜1分以内の頭位変換時の回転性めまい＝良性発作性頭位めまいではない．そのため①と混同されて運動療法の指示を受け，かえってめまいが悪化したりすることがある．場合により，眼振がほぼ消失しても，不快なめまい感が持続するような状態に陥ることもある．

主な責任病巣は脳幹の前庭神経核や小脳下虫（前庭小脳）と予想される．特に小脳下虫は眼運動系に対し抑制的に働いているので，この抑制が十分でない

と，頭位変換の際に異常眼球運動が出現しやすくなると考えられている．

良性発作性頭位めまいが最多で，全めまいの50～60%を占めるという意見もあるが，①と②が混同されている可能性がある．

さらに，眼振は良性発作性頭位めまい（後半規管型，水平半規管型）と鑑別し難い所見でも，頭部MRIにて橋に小梗塞や虚血性変化が認められることがある[12]．よほど自信があれば別だが，良性発作性頭位めまい＝内耳と診断する前に，少なくとも高齢者の場合は，MR画像で確認しておくことが重要である．眼運動系に関与する橋背部梗塞の症例だけでなく，橋腹部の新鮮梗塞が拡散強調画像にて発見され，良性発作性頭位めまいと同じ眼振がフレンツェル眼鏡下に観察されたケースを経験したことがある．たとえ眼運動系の経路と離れていても，梗塞周囲のペナンブラによる間接的な影響もあり得る．

Spot Information 9　左椎骨動脈にループ形成

左椎骨動脈がかなり細く，ループ形成が認められた中枢性発作性頭位めまいのケース（図3，図4）．眼振は内耳が原因の良性発作性頭位めまいと同じ所見なので，頭・頸部MRAまで撮らないと，頭部MRIだけでは不十分である．

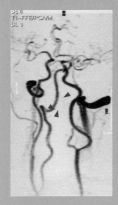

図3　単純頸部MRA
左椎骨動脈が右に比べてかなり細く，ねじれている（▶）．

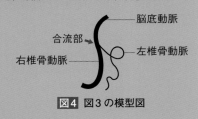

図4　図3の模型図

Ⅱ めまいにはどんな病気がある？

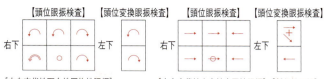

図5 眼振所見

また，変形性頸椎症（椎間孔狭小，骨棘形成），ストレートネック，後彎，心疾患などが背景にあり，椎骨脳底動脈領域の血行不良により，一見良性発作性頭位めまいと区別し難い症状（頭位変換時のめまい）と眼振所見を呈する．

さらに，頭部MRIで小脳，橋に陳旧性の小梗塞や，虚血性変化が認められる症例，大脳における脳梗塞，脳出血の既往のある症例でも，良性発作性頭位めまいと同様の症状（頭位変換時のめまい）と眼振が起こり得る．

あらためて述べるが，ここで取り上げたのはSpot Information 8の②の中枢性発作性頭位めまいである．

ただ眼振所見は大別すると二通りあって，**図5**に示すように方向交代性下向性回旋性（時に水平性のこともある）眼振（**図5左**）が認められる場合と，方向交代性上向性水平性（時に回旋性のこともある）眼振，さらに時には下眼瞼向き斜行性眼振（**図5右**）も認める場合がある．

良性発作性頭位めまいと同じ症状なので，頭を枕につける時や起き上がる時，頭を左に向けるあるいは右に向けるなどの特定の頭位（いわゆるめまい頭位）をとることにより，つまり頭位変換時にめまいが起こる．さらにめまいが起こる頭位にしてからめまいや眼振が発現するまでに数秒の潜伏時間があり，めまい頭位にしてそのまま観察していると，多くは1分以内で眼振が消えてめまいも消失する．そしてもう一度同じ頭位をとらせると，めまいと眼振は軽減するかまたは消失する（減衰現象）．

教科書的には，良性発作性頭位めまいと比べ，頭の位置を変えてから眼振が出現するまでの潜伏時間が短く，減衰現象も乏しいとされているが，実際の臨床ではそのような症例は少ない［→Spot Information 10〜14］．

Spot Information 10　　高齢者のめまいを簡単に良性発作性頭位めまいと診断しない

『脳卒中最前線』という書籍のなかに，良性発作性頭位めまいが取り上げられており，中年を過ぎた頃（特に50〜60歳）にもっとも多く，突如として起こるめまいで，特定の頭位をとると回転性のめまいが起こることがあるが心配のないものが多いので，落ち着いて経過をみるべきである，と記載がある[13]．しかし著者は良性発作性頭位めまいに酷似した中枢性発作性頭位めまいの眼振所見を示し，1年3ヵ月後に脳梗塞を起こした80歳の男性と，やはり中枢性発作性頭位めまいを起こした後，一度は右上肢のしびれをきたし，脳梗塞で入院となり，さらにその後ふわふわと揺れる感じと右上下肢の不全麻痺とを起こし，再び脳梗塞で入院した糖尿病（境界型），脂質異常症の70歳の女性を経験している．

さらに，71歳の男性で回転性めまいを起こし，某耳鼻咽喉科医に良性発作性頭位めまいと診断されたことがあり，その後，同様のめまいを3〜4回起こし，8年後に小脳梗塞を起こした症例を経験している．いずれの症例も初老を過ぎた高齢者であり，中枢性発作性頭位めまいは将来の重大疾患につながることもあるので注意が必要である．

Spot Information 11　　首とめまいの密接な関連性について（首こり，肩こりを軽視しない）

頸部が原因の「中枢性発作性頭位めまい」の69歳女性の症例．
1　中枢性発作性頭位めまい
2　脳幹（あるいは小脳下虫）の一時的な機能障害
3　椎骨脳底動脈循環不全（"めまい以外の神経症状がない" とこのようにいわないとする米国の診断基準ではなく，血行力学的機序による hemodynamic type）
4　交通外傷後遺症（鎖骨骨折，肋骨骨折8本，ただし頭部の外傷なし）
5　境界型糖尿病

【現病歴】自転車に乗っていて，前方から自転車で来た子供との衝突を避けよ

うとして，転倒し近くのコンクリートの水槽のへりに体をぶつけてしまい，左肋骨8本と左鎖骨も骨折して総合病院整形外科にて入院治療．外傷は躯幹のみ．

【経過および検査結果】総合病院入院中に右下，左下頭位，寝る時と起きる時に回転性めまいが出現．同院で良性発作性頭位めまいとの診断を受けた．当科受診時，確かに眼振所見は良性発作性頭位めまいと同じであったが，外傷により頸部に強い衝撃を受けて発症しており，どうみても内耳の耳石ではなく，首に起因する「頸性めまい」，眼振所見による分類からは中枢性発作性頭位めまいと診断した．当院受診前に，複数の耳鼻咽喉科では，いずれも良性発作性頭位めまいの診断で，本人としても「内耳の耳石では納得がいかない」と不満を漏らしていた．

頭部・頸部MRA（**図6**）にて，左椎骨動脈が遠位部で描出不良（**図6**色矢印），左椎骨動脈起始部に強い屈曲を認めた（**図6**白矢印）．こうした要因が基盤にあれば，両椎骨動脈の血流速度の左右差を生じるので，脳底動脈合流後の乱流により，常日頃から本人が気づかない程度に慢性的，潜在的に小脳の虚血や脳幹の前庭神経核の虚血を起こしていたと考えられる．

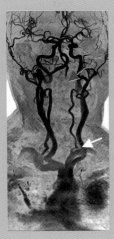

図6 頸部MRA
左椎骨動脈起始部に強い屈曲を認める（白矢印）．
左椎骨動脈の描出不良あり（色矢印）．
（中山杜人：ケースノート，日耳鼻群馬県地方部会会報第32号，2014より一部改変）

それだけではめまいは起こらないが，これに交通外傷による首こり，肩こり（板のようにパンパンにこっていた），つまり頚部筋の緊張が持続する状態になれば，わずかな刺激にも過敏になってくるので，急に頭位変換した際，いつもより強い刺激となって，椎骨動脈周囲の交感神経叢の興奮が助長され，以前からの椎骨脳底動脈領域の血行不良が，たとえ一時的であっても強くなり，脳幹，あるいは小脳下虫（小節と片葉）の潜在的な虚血が顕在化され，めまいを生じたと判断した．この時の眼振は，潜伏時間，減衰現象がしっかりと存在し，良性発作性頭位めまいとまったく同じで，眼振をみる限り区別は不可能であった．

【ポイント】

①良性発作性頭位めまいと安易に診断しない：首が原因で，椎骨脳底動脈領域の血行不良を起こし，脳幹や小脳の機能が一時的に働きが悪くなる「中枢性発作性頭位めまい」（「頸性めまい」とダブるところがある）の症例が，良性発作性頭位めまいとして診断・治療されているのが現状である．1985年に朴沢[14]が，良性発作性頭位めまいとまったく同じ眼振所見でも，頚椎前彎の消失（ストレートネック）と椎骨動脈起始部のkinkに起因するケースを挙げ，「頸前庭性めまい」という従来の良性発作性頭位めまいとは違う疾患概念として報告した．さらに朴沢は，椎骨動脈起始部周囲交感神経叢の剥離術を施行し，その結果めまいと眼振は消失したと記載している．このことについては拙著にも掲載[15]したので参照されたい．

要因は，日常外来で頚椎X線がルーチンに撮られていないことが多いし，撮っていても，ストレートネックや後彎をめまいと関連あるものととらえなければ無意味である．むろん，ストレートネックや後彎があるからといって必ずしもすべての人がめまい，頭痛を起こすとは限らない．これによる肩こり，首こりも椎骨動脈周囲交感神経の興奮を助長するので，椎骨動脈起始部のアテローム硬化による屈曲，蛇行や，頚椎を上行していく部位の屈曲，蛇行，頭蓋内でのループ形成，左右の椎骨動脈の交叉，脳底動脈合流直前の径の左右差やアテローム硬化などの所見を有する人にとっては重要なのである．つまり**図6**のごとく頚部MRAで鎖骨下動脈を含めて椎骨動脈起始部からウィリス（Willis）動脈輪まで一挙に描出することが必要である．

②運動療法をやみくもに行わない：こうしたケースに浮遊耳石置換法（運動療法，理学療法とも称する）を施行すると，かえってめまいが悪化したり，眼振は消えても，常に不快なめまい感（ふわふわ，ぐらぐら）が長引いて，ついには何の治療にも反応しなくなってしまう症例が存在するし，またそういう方たちが時折当院や他の診療所を受診してくるのが現状である．

③中高年患者で気をつける点：中高年者は一見良性発作性頭位めまいのようにみえても，椎骨動脈狭窄や脳の前方からの代償作用を弱める可能性のある内頸動脈狭窄，内頸動脈瘤のような血管病変が MRA で思いがけなくみつかることがある．

頸部 MRA まで施行しないと，頭部 MRI のみではこうした所見を発見できないし，「頭部 CT，頭部 MRI で異常なし＝末梢（内耳）性めまい」とするのは短絡的である．

Spot Information 12　他施設では「良性発作性頭位めまい」と診断されることが予想されるケースでも，抗ヘルペスウイルス薬が著効した母娘

①米国の某州立大学病院耳鼻咽喉科にて良性発作性頭位めまいと診断されたが，ファムシクロビルが著効

50 歳代，米国在住の女性（娘）．通常の抗めまい薬では効果なく，Epley 法による運動・理学療法を指示されたがすぐ再発してしまうとのこと．ファムシクロビルを希望したので，米国人医師に著者の方法を説明してもらい，同医師から薬の処方を受けた結果，めまいは完全に消失．過去にむち打ち症の既往があり，以来肩と首のこりが強いとのことであった．

②良性発作性頭位めまい（水平半規管型，クプラ結石型）と診断されそうなケースにバラシクロビルが著効

70 歳代，女性（母）．他院の耳鼻咽喉科で良性発作性頭位めまいと言われ，抗めまい薬の投与を受けたが，無効．当科初診時，やはり首と肩のこりが強く，赤外線 CCD カメラにて方向交代性上向性回旋性眼振が認められた．希望により，バラシクロビルを処方したところ，内服 3 日目でめまいは劇的に消失し

た．再診時の眼振も改善していた．

頸部 MRA にて左椎骨動脈起始部での屈曲が著明にみられた（図7）．これだけではめまいは生じない．これをベースにして首と肩のこりが強いと椎骨動脈の血行不良が起こりやすくなる．血行不良になれば，人によっては神経節に潜在していたヘルペスウイルスが活性化しやすくなると思われる．

【ポイント】

◆二人とも，一見良性発作性頭位めまいのようにみえても，「首・肩のこりが強い」とのことであった．これがキーポイントである．さらに，②のケースでは，頸部 MRA にて左椎骨動脈起始部で著明な屈曲が認められた．

①，②ともに良性発作性頭位めまいよりむしろ，中枢性発作性頭位めまいである．椎骨脳底動脈領域の血行不良にヘルペスウイルスの再活性化が上乗せされていた可能性がある．決して偶然効いたのではない．同じようなケースを数十例すでに経験済みである．

◆上記①，②の症例は中枢性発作性頭位めまいであったが，最前線の医療に携わっていると，ほぼ全例が内耳の耳石に起因するといわれている典型的な後半規管型の良性発作性頭位めまいでも，ふだん用いる抗めまい薬がまったく無効でも，劇的に抗ヘルペスウイルス薬が効くケースに遭遇する．

難治性の症例に投与してみる価値はあると考える．

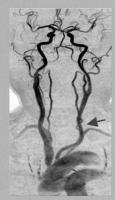

図7 頸部 MRA
左椎骨動脈起始部で屈曲著明（矢印）．

Spot Information 13　めまいと脳卒中のリスク

　中枢性発作性頭位めまいと診断される症例で頭部 MRI を撮ると，大脳の穿通枝領域に無症候性脳梗塞や虚血性変化がみつかることがよくある．さらに，頸部 MRA を撮ると，椎骨動脈の起始部に著明な屈曲，蛇行や椎骨動脈のループ形成なども時に認められることがある．したがって，中高年者が中枢性発作性頭位めまいを呈した場合，患者には「めまい自体は心配ないが，むしろ将来の脳梗塞の危険性も時にはあるので，血栓を防ぐような食事や，酒，タバコを禁じるなどの日常生活に気をつけてください」と警告しておくほうがよい．

Spot Information 14　めまい症例を長期に診ていくことは重要

　内科医として，めまいを起こした症例の経過を最初からずっと診ていて，しかも脳卒中を起こした後も経過を観察していると，非常に痛切に感じるのである．著者が耳鼻咽喉科でめまい症例を診ていた頃は，めまいがよくなれば，その患者はもう来なくなるため，その人が将来，脳卒中を起こしたか否かの情報は得られなかった．というのは，たとえそのようなことが起こったとしても，患者は耳鼻咽喉科には受診せず，内科か脳神経外科に収容されたはずである．このような理由から，中高年者の中枢性発作性頭位めまいを診たら，特に脂質異常症，高血圧，糖尿病，喫煙，肥満などのリスク因子を抱えている人には，将来の脳梗塞のリスクまで話すことにしている．

3）悪性発作性頭位めまい

　小脳，脳幹，第 4 脳室周辺の病変（出血，梗塞などの血管病変，腫瘍）で起こる．

　良性発作性頭位めまいと違うのは，めまい頭位をとった時に，良性なら 30 秒以内にめまいも眼振も治まることが多いのに，悪性の場合にはいつまで経っても眼振，めまいが治まらない．しかも眼振出現までの潜伏時間がない．そのため患者はいつもめまいを起こさない頭位をとっている．

　例えば救急外来に運ばれためまいの患者がある一定の頭位をとり続ける時は要注意．この場合，ただちに頭部 CT あるいは頭部 MRI を施行する．

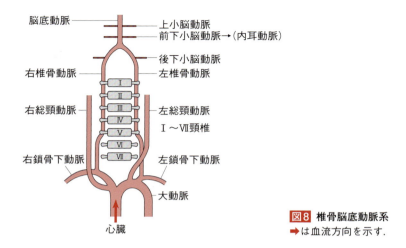

図8 椎骨脳底動脈系
➡は血流方向を示す．

例外はあるが，一般的に末梢（内耳）性の場合は患側を上にし，中枢性の場合には，患側を下にすることが多い．

眼振は垂直性であったり，方向交代性であったりする．

4）小脳出血および梗塞

代表的なのが後下小脳動脈閉塞症（ワレンベルグ症候群 [→Spot Information 15] または延髄外側症候群ともいう），さらに上小脳動脈閉塞症，前下小脳動脈閉塞症もある（**図8**）．

自覚的に後頭部痛（強いことが多い）を訴えることが多い．小脳梗塞と小脳出血は明け方に多い．

急激なめまい，後頭部痛を訴える患者が「ゲーゲー」吐いていたら，命にかかわることがあるので要注意．

眼振は水平性，垂直性，純回旋性 [→Spot Information 16] などがみられ，自覚的に「崖から急に落ちる感じ」とか「体や頭が地に引き込まれる感じ」と訴えることがある．特に後下小脳動脈内側枝の虚血ではめまいだけの症状のことがあり，眼振も水平回旋混合眼振で末梢（内耳）性めまいと区別しにくい

ことがある.

5）脳幹病変（腫瘍, 動静脈奇形, 梗塞, 出血, 炎症）[→Spot Information 17]

脳幹の出血や梗塞の場合も急激な回転性めまいのみが主な症状のことがある.

自発眼振検査にて左右注視方向性眼振を認めた場合, 脳幹病変を疑う. ただし, 正常でも現れる極位眼振との鑑別が大切. それゆえ眼振検査の際, あまり側方視をさせると極位眼振が出ることがあるので, いわゆる白目が隠れる程度がよい. さらに輻輳障害や, 上方視での視ミオクローヌスにも注意. これらは中脳病変を示唆する. 脳幹脳炎のケースについては『プライマリー

Spot Information 15　心因性疾患とみまがうワレンベルグ症候群

めまいにプラスして食べ物や流動物が入らないと言って受診したワレンベルグ症候群（延髄外側症候群）*の33歳の女性を経験したことがある. 車椅子で「うつ」のような表情で診察室に入ってきたので, 一見心因的なものと判断しがちであるが, 要注意である.

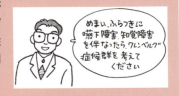

*参考：ワレンベルグが延髄外側症候群を後下小脳動脈（PICA）の閉塞によると推定したため, 本症候群は後下小脳動脈の閉塞によるという考え方が浸透していた.
　しかしFisherらは, 延髄外側症候群16例を検討し, 血管閉塞を認めた14例のうち12例が椎骨動脈, 2例がPICAの閉塞であったとし, PICA閉塞が本症候群の原因となることは少ないことを明らかにしている[16].

Spot Information 16　純回旋性眼振とは

純回旋性眼振は回旋する度合いが強く, まさにぐるっと眼球が回っているようにみられる感じの時に表現する［中枢性では脳幹ことに前庭神経核, 小脳などの病変で認められ, 末梢（内耳）性でも良性発作性頭位めまいでみられる］.
　普通みられる回旋性眼振はこれほど回旋の度合いが強くない.

6）急性散在性脳脊髄炎

急性散在性脳脊髄炎は炎症性脱髄疾患で，ワクチン接種やウイルス感染後に発熱，全身倦怠，眼振，ふらつき，歩行障害などの症状が出現する．症例によっては回転性めまいを生じ，末梢（内耳）性めまいとみまがうこともある．

症例：60歳，女性[9]．孫がアデノウイルスに感染し，それを引き受けたらしいとのことであった．まず発熱が先行，翌日には複視が出現，その後ふらつきが持続していた．初診時左右注視方向性眼振がみられ脳幹病変が示唆された．頭部MRIにて橋被蓋に微妙な高信号が認められ神経内科にて上記と診断された．ステロイドは使用せず，ビタミンB_{12}と抗めまい薬で症状は消失した．

中枢病変を見逃さないポイントとしては，複視とふらつきを訴える患者を診たら，中枢病変，特に脳幹の病変を疑う．ふらつきのみの場合は小脳病変を考慮する．さらに，急性発症のめまいと複視のケースは椎骨脳底動脈系の虚血病変，橋・小脳の出血，多発性硬化症，ウェルニッケ脳症，神経ベーチェット病，結核性や真菌性髄膜炎などを考える．

7）聴神経腫瘍

ほとんどが前庭神経から発生する良性腫瘍で，聴神経から発生することはまれである．初発症状としては，多くは一側性の耳鳴，難聴，非回転性めまいで，進行すると顔面知覚異常や顔面神経麻痺が現れ，平衡障害も強くなる．

Spot Information 17　橋の複数のラクナ梗塞はふらつきの原因となる

高齢の患者が橋部にラクナ梗塞を複数個生じた場合「体がふらつく」と繰り返し訴えることがある．

そして最終的に歩行困難→寝たきりのパターンになることもある．

一側性の耳鳴と難聴の人がめまい感を訴え，階段を降りる時のほうが上がる時より怖いということを聞き出せば，この疾患を疑う．頭部単純 CT ではわからず MRI で診断がつく．

ただ中年女性でメニエール病様の症状と方向固定性眼振を呈し，頭部 MRI で思いがけなく小脳橋角部腫瘍がみつかった例を 2 例経験したことがある[→Spot Information 18]．

8）脊髄小脳変性症によるめまい

多系統萎縮症，特にオリーブ橋小脳萎縮症（OPCA），皮質性小脳萎縮症はいずれも小脳障害によるふらつきがみられる．

9）正常圧水頭症

主にふらつきであるが，回転性めまいのこともある．

10）慢性硬膜下血腫

やはりふらつきが主であるが，「近頃倒れやすくなった」とか「足がもつれる」という症状を訴えることがある．

症例：中年の女性．非定型めまいで受診し，一定方向への偏倚が強いので，頭部 CT を至急で撮ったところ，硬膜下血腫と判明した[12]．

症例：70 歳代の男性．「最近ふらつきが出てきて足がもつれる」と訴えた．当日撮った頭部 CT にて硬膜下血腫が発見された[12]．

3　その他のめまい

1）循環器疾患を背景としためまい

徐脈，頻脈，洞不全症候群，心房細動，WPW 症候群，房室ブロック，上

Spot Information 18　何も症状のない聴神経腫瘍の存在に注目

ただしめまい，耳鳴，難聴をまったく訴えないサイレントな聴神経腫瘍のケースもあるので注意されたい．このようなケースを経験している．

室性,心室性期外収縮,ペースメーカーを装着中の患者,冠動脈の虚血性疾患などの患者では,椎骨脳底動脈循環不全か,またはそれを背景とした中枢性発作性頭位めまい(強ければ回転性,軽ければくらくら,ふわふわ)を起こす.

めまい診療においては,心臓の聴診と脈の触診は重要である.一見良性発作性頭位めまいでも,脈に触れたら不整脈があり,この時の心電図で発作性心房細動が判明したケースを診たことがある(眼振は方向交代性水平性で水平半規管型良性発作性頭位めまいと同じであった).この場合,診断は中枢性発作性頭位めまいである.脈に触れるだけでも不整脈や動脈硬化の有無を知ることができる.

失神の一歩手前(presyncope)の症状で,浮動性のめまいを訴えることがある.不整脈が背景に隠れていることがあるので,心電図やモニタリングを行って見逃しを防いでおく.

2)甲状腺機能亢進症,甲状腺機能低下症に伴うめまい

甲状腺疾患に伴うめまいは,頻脈,徐脈,心房細動,心不全などの循環器の障害を起こし,このために椎骨脳底動脈系の血行不全が起こる結果,めまいを生じる.

3)慢性呼吸不全に伴って起こるめまい

前庭神経核は低酸素に弱いので,低酸素が関係していると思われるが,椎骨脳底動脈循環不全を背景とした中枢性発作性頭位めまいの形をとることが多い.

在宅酸素療法を行っている患者は,回転性めまいを起こし得る.

4)脳血管障害性パーキンソニズム

頭部 MRI にて多発性脳梗塞がある高齢者で,不安定感や,前方へ転倒しやすいことなどをめまいとして訴えることがある.しかし,時には脳循環障害によると思われる,軽いくらくらや,ふわふわするなどのめまい感を合併していることもある.

このような場合,めまい感のみを取り除くことは可能である[→Spot Information 19].

5）片頭痛関連めまい

めまいと片頭痛が同一要因によって生じていると考えられるケースで，片頭痛の既往もしくは片頭痛に光過敏，音過敏，閃輝暗点のような症状を伴ったことがある場合はこの疾患を考慮する．

めまい発作を反復し，めまいと片頭痛とが，同じ時期に起こることが多い．めまいは多くは回転性で時に非回転性のこともあり，持続時間は数分〜数時間，長いと1日以上続くケースもある．両側の耳鳴，耳閉感を伴うことも少なくない[17]．

6）妊娠中に起こるめまい

妊娠初期に軽いめまい感を訴えることがある．1987年1月から2003年6月まで診た3021例のめまい患者中，3例経験した．

このうち1例は良性発作性頭位めまいであった［→Spot Information 20］．

Spot Information 19　めまいは経過観察が重要

次の症例は著者の経験談である．

回転性めまい，耳鳴，難聴を繰り返し，メニエール病の診断をつけて治療（当時はCTのみでMR装置はなし）し，その後めまいはよくなり，そのまま経過をみていた64歳女性の症例で，軽い回転性めまいが再発し，頭部MRIを撮ったら大脳に小梗塞がみつかった．さらに，健康診断を兼ねて行った心電図でSTの低下が，ホルター心電図で発作性の心房細動がみつかった．つまり心臓や脳の動脈硬化を背景とした慢性脳循環不全の状況であった．

さらにこの症例は後日，脳血管障害性パーキンソニズムで歩行時，前につんのめりそうで危ないと訴えるようになった．以前は耳性めまいの診断で通用していたが，MRIの出現により見直さなければならなくなってきている．こうした医療事情から安易にメニエール病と診断しないほうがよい．メニエール病は決して多くない疾患（耳鼻咽喉科で全めまい症例の5〜10％，著者の内科めまい外来で0.6％）であり，メニエール症候群という診断名も今日ではあまり用いない．

7）眼科的なめまい

「眼鏡が合わなくてめまいを生じることがあるのでしょうか」という質問を患者から受けることがある．そのようなめまいもあり得るということを知っておいたほうがよい．

高齢者で老眼鏡が合わなくて，ぐらつくというめまい感を訴えることがある．眼鏡を変えると，それだけでめまい感が消失したケースもある［→Spot Information 21］．

8）薬剤によるめまい

著者が経験した薬剤は降圧薬，テオドール®，メリスロン®，カリクレイン®，セロクラール®（1錠，20 mg），サアミオン®，カルナクリン®（1錠，50 mg），テルネリン®やミオナール®などの筋弛緩薬，抗不安薬などである．セファドール®を6錠/日にするとかえってめまいがするという人がいる（3錠/日なら大丈夫とのこと）．

高齢者では，睡眠薬によるめまい感，ふらつきを訴えることもある．

9）電解質異常，貧血，低血糖，高血糖，熱中症（Ⅰ度，Ⅱ度）などによるめまい

高齢者は脱水でもめまいを生じる．

Spot Information 20　妊娠中のめまい

16歳，ブラジル人女性．

回転性めまいで受診．末梢（内耳）性めまいを考え，メリスロン®6錠/日を処方．めまいは消失したが，生理が止まっていると家人に告白したという．妊娠反応陽性と判明．

もう1例は，妊娠4ヵ月の経産婦で良性発作性頭位めまいであった．めまいはメリスロン®6錠/日で治ったが，つわりとめまいの嘔気が重なり，プリンペラン®の点滴を要した．

教科書的には妊娠中の高血圧患者が二次的に低血圧を起こす場合や，空腹時の低血糖でめまいを起こすことがあると記載されている[18]．

水分投与によりめまいがすぐ治まってしまった高齢者のケースがある．
潜在性の鉄欠乏性貧血でもめまい感，ふらつきを訴えることがある．

10）持続的な平衡覚障害 [→Spot Information 22]

Spot Information 21

①眼鏡を変えたらめまいがよくなった！

抗めまい薬を投与しても治まらず，眼科で視力を測定した後，眼鏡を交換したらとたんにめまいがよくなったケースもある．

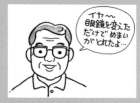

②高齢になると足腰が弱ってもふらつく

高齢者で下肢の筋力が弱ってくると，頭のぐらつきなのか，足腰のぐらつきなのか判定しにくいことがよくあるので，問診を丁寧にとる必要がある．

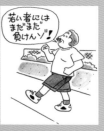

Spot Information 22　持続的な平衡覚障害（仮性ダンディ症候[19]とも称する）―なかなか治らない頑固なめまい―

「ぐらぐら，ふわふわするめまいが続く」という症状で受診するケースが増えている．特に高齢者が目立ってきている．具体的な症状としては，ぐらぐら，あるいはふわふわするめまい（浮動感のめまい），特に頭のなかでぐらぐらするとか，立つ時にふわっとする，ぐらっとする，歩行中は常にふわっとする，ぐらぐらする，寝ている時以外起きている時，場合によっては座っている時にもぐらぐら，ふわふわする．さらに進行すると歩行中，坐位はもちろん寝ている時ですら，いわゆるぐらぐら，ふわふわというめまい感が長期にわたって続くということである．

頭のなかでめまいがするというケースは、平衡障害を伴う場合もあるが、他人からみてふらついていなくても、本人だけが自覚しているということが多い。持続期間は1ヵ月以内から3〜数年程度で自然経過でよくなる場合もある。著者が現在までに経験した症例のなかで、最長年数は78歳女性の30年と、もう一人、子どもの頃から30年続く常にふわふわするめまいにて来院した42歳男性の二人である（男性の方はビタミンB_3の注射と物理療法でめまいは改善）。

責任病巣は脳幹上部の中脳、あるいは小脳虫部[19]といわれているが、高齢者の場合大脳も関与しており、脳磁図を用いての検査で、左右側頭葉間の伝達時間の延長が認められ、特に頭部MRI上の大脳白質病変の程度と相関しており、白質病変が著明なほど延長が顕著であったとの報告がある[20]。この症状を引き起こす可能性のある疾患、要因としては次の①〜⑦がある。このうち①、②が多い。①、②の場合は、抗めまい薬や脳循環改善薬、筋弛緩薬でめまいはよくなることが多い。

①肩こり、首すじのこりからくる椎骨脳底動脈循環不全（いわゆる血行不良）、頸椎症（変形性頸椎症、前または後縦靱帯骨化症）、最近は、パソコン（特にノート型）、スマートフォン、携帯電話、読書、子供を多数みる保育士、ピアノ奏者などの長時間のうつむき姿勢によるストレートネック、後彎がベースの首・肩こりが目立つ。眼振は定方向性。

②①のような頸部の疾患あるいは症状がベースにあり、椎骨脳底動脈系の血行不良を背景にした中枢性発作性頭位めまい。眼振は方向交代性。

①、②は「頸性めまい」とのダブりあり、頸椎X線を忘れずに。

③「良性発作性頭位めまい」の診断のもとに、耳石を卵形嚢に何とか戻そうとして、運動・理学療法が過剰になった場合[*2]。

持続的なめまい・平衡覚障害が進行すると、座っていても、寝ていても、起きていても、歩いている時も常にふわふわやぐらぐらが続くようになる。

[*2]参考：特に、頸椎に異常のあるケース（変形性頸椎症、前または後縦靱帯骨化症、近年増加しつつあるストレートネック、後彎、軽症の頸椎椎間板ヘルニアなど）や、高齢者に対し、病歴あるいは眼振所見のみを重視して、「良性発作性頭位めまい」と判断して運動・理学療法を過剰に行うことは注意が肝要である。高齢者の場合、いったんめまいが改善しても再発した時に同療法を繰り返し行うと、不快なめまい感が持続するようになり、薬物治療にも抵抗するようになることがある。

気をつけなければならないのは，次の④，⑤，⑥，⑦のような器質的病変をおさえておくことである．

④陳旧性の橋の小梗塞（複数個）や，小脳の梗塞（大きさは種々），陳旧性の被殻小出血，ラクナ梗塞，大脳白質の虚血病変などが頭部MRIで発見されたケースがある．

⑤リスクのある血管病変が隠れていることがある．

症例：72歳，男性．最初は中枢性発作性頭位めまいにて抗ヘルペスウイルス薬でいったんはめまい消失．再発後はぐらぐらが持続し，ついには外出困難となり，頸部MRAで一側内頸動脈閉塞と対側の椎骨動脈閉塞が認められた．公立総合病院の脳神経外科にバイパス術を依頼したが，家族の意向で別な公立病院の神経内科を受診．後日自宅にて死亡．血管病変を抱える高齢者は注意が必要である．

症例：73歳，女性．歩行時のふわふわ，ぐらぐらがあり，頭部MRAにて椎骨動脈に紡錘状の動脈瘤を認めた．

⑥脊髄小脳変性症の比較的初期症状として現れることがある（方向交代性水平性眼振が観察されたケースがある）．

⑦脳脊髄炎の後遺症の一つとしてこの症状が続くことがある．

【ポイント】

◆診断名の如何にかかわらず，最初に起きためまいが慢性化した場合に，症状が持続的になってくることがある．

◆最初のめまいが回転性のような強いめまいとは限らない．はじめからぐらぐら，ふわふわのめまい感が続くようなケースもある．大学病院のめまい外来で原因不明といわれたが，ストレートネックからくる首・肩こりが強く，このようなめまい感が続いていた30歳代の女性が，抗めまい薬とテルネリン®の内服で改善したことがある．

◆脳脊髄液減少症（低髄液圧症候群）を除外する必要あり．
むち打ち症で，後日こうしためまい感が続き，脳神経外科の専門施設に紹介されたケースがある．

◆まれに小脳腫瘍でも似たような症状を訴えて，頭部MRIで判明した女性のケースがあるので要注意．

◆めまい感が長期間に及ぶと，うつ病を併発するケースもある．ただ，うつ状

態が改善してもめまいが改善するとは限らない．逆にめまいが改善すればうつ状態はよくなってくる．
- ◆若年・中年者では回復しやすいが，高齢者の場合，車椅子生活，寝ている時間のほうが長いといった状況を余儀なくされるに至る症例もある．
- ◆原因が判明したとしても治療については，特に高齢者では（内科では高齢者が多い），大脳の代償機能が衰えているためか，なかなか薬物治療に反応しにくい．

【治療について】
- ◆西洋医学的な治療（適応外使用になるが，リボトリール®が効くケースもある）だけでなく，東洋医学的な治療法として漢方薬［半夏白朮天麻湯（はんげびゃくじゅつてんまとう），釣藤散（ちょうとうさん），首・肩こりには葛根湯（かっこんとう），桂枝加朮附湯（けいしかじゅつぶとう）など……．半夏白朮天麻湯は３週間以上の内服が望ましい．それ以下だと効果が薄い］，鍼，マッサージ，さらに，低周波，赤外線（または遠赤外線）のような物理療法も併用し，トータルに治療を行うとよい．
- ◆ヘルペスウイルスに対する抗ウイルス薬を用いて症状が改善したケースを複数経験している．

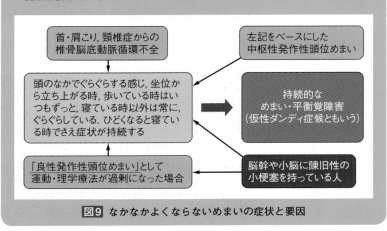

図9 なかなかよくならないめまいの症状と要因

4 まれなめまいのケース

　血液疾患に伴うめまいや大脳性めまいは別として，てんかんに伴うめまいは，患者あるいはその家族から「そういうめまいが存在するのか」と質問されることがある．神経圧迫症候群によるめまいは一定時間持続するのではなく，短時間の回転性めまいが繰り返し起こるのが特徴的である．

1）大動脈炎症候群に伴うめまい

　大動脈炎症候群がベースにあり，椎骨脳底動脈領域の循環障害（汎血管炎もあるので，頸動脈領域からの代償不全も加わる可能性もある）を背景にしてめまいを起こすことがある．

　症例：69歳，女性．30数年前に他院で大動脈炎症候群と診断されていた．寝ていて左下頭位と右下頭位で頭が揺れる感じがあるという症状で受診．右の脈拍に触れず．

　眼振は方向交代性下向性水平性眼振が認められ，懸垂頭位と坐位で方向の逆転がみられた．

　頸部MRAにて右椎骨動脈が強く屈曲，蛇行しながら上行し，脳底動脈に合流する手前で閉塞し，左椎骨動脈も著明な屈曲があり，右総頸動脈も左に比べかなり細いことが判明．眼振所見からは，一見水平半規管型の良性発作性頭位めまいと診断されそうだが，MRA所見での椎骨脳底動脈循環不全を背景にしているので，中枢性発作性頭位めまいである．

2）鎖骨下動脈盗血症候群

　左上肢を挙げたとたんにめまいがすると聞けばすぐにわかる．

3）大脳性のめまい

　まれに大脳性のめまいもある．非回転性めまいとは限らない．回転性めまいのこともある．前庭神経上行路が投射している大脳の頭頂葉の2v野が虚血をきたし，大脳性のめまいが起こる．46頁Ⅲ④2)の中枢性発作性頭位めまいを参照．

　大脳性のめまいでも，フレンツェル眼鏡を装着して注意深く観察すれば，眼振が存在するし，定方向性眼振，方向交代性眼振いずれの眼振も認められる．

症例：47歳，女性．短時間（20秒程度）の回転性めまいとその後のぐらっとするめまい，頭頂部の一点だけの頭痛を訴えて受診．頭痛が気になるとのことで当日頭部MRI，MRAを施行．動静脈奇形が発見された．眼振は方向交代性下向性で，一見良性発作性頭位めまいのようにみえたが，MRの所見から中枢性と判断した．

4）神経血管圧迫症候群

動脈硬化で蛇行した椎骨動脈あるいは前下小脳動脈，後下小脳動脈により第Ⅷ脳神経が圧迫されて起こる．回転性めまい発作は多くは2〜3分から数分以内で治まるが，繰り返し起こり，耳鳴を伴うこともある．しつこく繰り返されるめまいはこの疾患にも注意を払う必要がある．

5）てんかん性めまい

回転性めまいあるいは浮動性めまいを訴えるが，てんかんの症状が減衰あ

Spot Information 23　血液疾患に伴うめまい

63歳，女性．特発性血小板血症に伴うめまい．
当時，血小板数は138万〜150万で，血液粘度は測定不能であった．
この患者は1986年に心筋梗塞，1989年に左突発性難聴に罹患．
糖尿病（空腹時血糖値155 mg/dL），高血圧，脂質異常症もあった．
めまいは縦に揺れる感じで，ふわふわ感が主体．
持続時間は短く，数分とのことだった．
めまいが縦に揺れるということから，末梢（内耳）性よりむしろ，椎骨脳底動脈循環不全を考えた．
ただし，血小板増多があれば血栓形成もしやすいので，過去の心筋梗塞，突発性難聴，さらにこのたびのめまいも含め，これらの疾患の背景に血小板増多が一因となっていることが考えられた．
めまいはメリスロン® 6錠/日，セロクラール®（1錠，20 mg）3錠/日の内服で3週間ほどで改善した．
血液粘度も，血小板数が下がるに従い改善してきた．
眼振所見は右向き方向固定性水平回旋混合性眼振であった．

るいは消失する時にめまいを起こすことがある．てんかん発作とは時期を異にしてめまい発作のみ生じることもまれにある．

6）血液疾患に伴うめまい

真性多血症や特発性血小板血症に伴うめまいがある．いずれも血小板が増加するので血栓が形成されやすい．まず中枢性めまいを考慮する[→Spot Information 23]．

III 中高年の中枢性発作性頭位めまい —症例による検討—

11頁のSpot Information 8（眼振により広義の発作性頭位めまいを分類した）②に属する中枢性発作性頭位めまいの症例を下記のように分けて考えると理解しやすい．

いずれも良性発作性頭位めまいと鑑別困難な眼振所見を呈していた代表的なケースであることを銘記しておきたい（潜伏時間と減衰現象は良性発作性頭位めまいで観察されるのと同様，明確に認められた）．

頭位変換によるめまいという患者の訴えと眼振のみで良性発作性頭位めまいという診断で治療されているのが実状である．特に内科では，全めまい症例中もっとも頻度が高い（70〜90％）という意見を耳にすることがあるので良性発作性頭位めまいという病名がつきやすい傾向がある．

1 頸椎異常に起因する症例

頸性めまいとダブる部分があるし，眼振所見は良性発作性頭位めまいと酷似しているので，頸椎X線や頭・頸部MRAまで調べないと区別が困難である．

頸椎異常に起因する中枢性発作性頭位めまいの症例は，脳神経外科では頸部に関心がいくので，「頸性めまい」となる．耳鼻咽喉科を訪れた患者は，眼振所見が主体となるので，「良性発作性頭位めまい」という診断になりやすい[→Spot Information 24]．

1）首がこきっと音がした直後にめまいを起こし，中枢性発作性頭位めまいと診断した症例

52歳，男性．将棋中に右を向いたとたん，首がこきっと音がしてその直後にぐらっとしたという．その後，ゴルフのパターの時にもくらくらするとの

ことで来院．肩こり強く，喫煙20本/日．一見良性発作性頭位めまいのようにみえたが，頸椎X線でC5，C6の変形を認め，首・肩こりからくる椎骨脳底動脈循環不全を背景とした中枢性発作性頭位めまいと診断した．

この症例からも，従来なら「良性発作性頭位めまい，内耳が原因」と一言で済まされたところだが，医療面接（問診）でよく患者の話を聞くと，首に原因があると考えたほうが自然である．パターの時に首を曲げるとめまいがするというのは，頸椎と一緒に椎骨動脈が一時的に折れ曲がったような状況に頸部筋の緊張が加わるので循環不全を起こすためであろう．

2）首の付け根を圧するとめまいがするというストレートネックの症例

（スマートフォン・パソコン症候群：仮の名称であるが）

36歳，女性．右下頭位での回転性めまい．同頭位で右向きの純回旋性眼振を認めた．「（水平半規管型の）良性発作性頭位めまい」と診断されるところだが，頸椎X線でストレートネックあり（図10）．いつも携帯電話をうつむき姿勢で操作しており，首・肩こりも強く，頸部に触れると板のようにこっていた．さらに左の首の下のほうを圧するとめまいがするとのことであった．一種の頸性めまいである．さらに，坐位での血圧は102/60 mmHg，後

Spot Information 24　頸椎とめまいの関連性

頸椎の変形と加齢との関連性については，めまいの直接原因ではなかったが25歳の女性で，すでに頸椎の変形が始まっている症例を経験したことがある．

ところが，70歳，80歳になっても頸椎X線は軽度の変化しかみられない場合もあり，必ずしも加齢と比例するものではない．

当科でのめまい症例についてはほとんどすべて頸椎X線を撮っているので，その結果判明した次第である．

逆に頸椎に変形があってもそれだけでめまいを起こすとは限らない．

椎骨動脈の屈曲，蛇行や脳底動脈の蛇行がベースにあり（これだけでもめまいは生じない），さらに首・肩こり，頸部筋の緊張のような他の因子が上乗せされて初めてめまいが起こりやすい状態になる．

屈頭位 82/58 mmHg，前屈頭位 88/60 mmHg と，後屈で 20 mmHg，前屈で 14 mmHg 血圧が下がった．

つまり，脳幹の血圧調節中枢の虚血による機能低下を意味する．頭部 MRA にて椎骨動脈の頭蓋内での屈曲が著明なこと，さらに眼振が方向交代性で良性発作性頭位めまいと同じであったことから，椎骨脳底動脈循環不全を背景とした中枢性発作性頭位めまいの診断となる．

◆他にも良性発作性頭位めまいと同じ眼振所見で，胸鎖乳突筋後縁のあたりを圧するとめまいがすると訴えた症例を数例経験している．

◆最近は比較的若い人でも，ストレートネックや後彎の人が増加しつつある．なかには 20 歳代でも後彎の人がいる．ストレートネック，後彎なら頭痛，めまいをすべての人が起こすかというと必ずしもそうではない．

しかしながら，携帯電話，スマートフォン，パソコン（特にノート型），読書，編み物，縫い物，スーパーのレジ係，保育士の仕事，プロのピアニストなどで，うつむき姿勢をとる人が多く，ストレートネックや後彎の一因となっている．

3）後彎が原因でも良性発作性頭位めまいと同じ眼振を認める

40 歳，女性（図 11）．寝ている時に寝返りを打つと短時間の回転性めまいがあるとのことで受診．両耳鳴あり．両耳鳴は椎骨脳底動脈領域の血行不良からの両内耳の循環障害を示唆する．

眼振は良性発作性頭位めまいと同様で水平半規管型と診断されるはずの眼振であった．

首・肩こりはかなり強いとのこと．坐位での血圧は 134/84 mmHg，後屈頭位 110/78 mmHg，前屈頭位 100/76 mmHg と，後屈で 24 mmHg，前屈で 34 mmHg 血圧が下がった．これは脳幹の血圧調節中枢の虚血による機能障害を意味する．めまいが治ったら血圧の変動も 10 以下に改善した．

診断は首・肩こりからの交感神経叢刺激による椎骨脳底動脈循環不全を背景とした中枢性発作性頭位めまいである．脳幹だけでなく，両耳鳴を訴えたことから両内耳の血行不良も伴ったと考えられる．

◆良性発作性頭位めまいで耳鳴や耳閉感のある症例も存在するという意見が

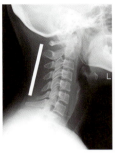 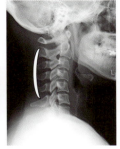 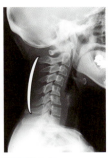

図10 ストレートネック[症例2)]　図11 後彎[症例3)]　図12 後彎[症例4)]

あるが耳石説では説明がつかない．内耳の循環障害によって耳鳴や耳閉感が生じるのであってそれは良性発作性頭位めまいとはいえない．それは中枢性発作性頭位めまいと混同している可能性がある．

4）後彎で良性発作性頭位めまい（後半規管型）と同じ眼振を呈した症例

36歳，女性（**図12**）．後半規管型の良性発作性頭位めまいはほぼ100％内耳の耳石が原因といわれているが，頸椎異常でも同じ眼振を認める．このケースでも首・肩こりはかなり強かった．坐位での血圧は102/60 mmHg，後屈頭位82/58 mmHg，前屈頭位88/60 mmHgと，後屈で血圧が20 mmHg下がった．

良性発作性頭位めまいの耳石説では血圧の変動は説明がつかない．眼振は頭位変換眼振検査で方向の逆転する純回旋性眼振［→Spot Information 16］を認めたが，診断は椎骨脳底動脈循環不全を背景とした中枢性発作性頭位めまいである．

5）良性発作性頭位めまいとして運動療法（Brandt法）を施行されたが，めまいがかえって悪化した前縦靱帯骨化症のケース

68歳，男性．右下頭位と起床時の強い回転性めまいを主訴に受診．

当科受診前，他院にて良性発作性頭位めまいの診断で，運動療法を施行されたが，かえってめまいが悪化したという．頸椎X線にて前縦靱帯骨化症

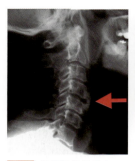
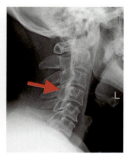

図13 前縦靱帯骨化症
[症例5)]

図14 後縦靱帯骨化症
[症例6)]

(図13)が判明．この所見から非常に強い肩こり，首こりはこのためと判断．良性発作性頭位めまい(水平半規管型)と区別できない眼振所見であったが，頸部筋の緊張からくる椎骨脳底動脈循環不全を背景とした中枢性発作性頭位めまいと診断した．

◆頸椎に問題があり，首・肩こりの強い人には運動療法を行わないのが賢明．

6）寝ている状態から起き上がった時の回転性めまいで受診した後縦靱帯骨化症のケース（図14）

60歳，男性．仰臥位から起き上がった時の回転性めまいと食事をとった後のめまいにて受診．頸椎X線にて後縦靱帯骨化症がみられた．

自覚的に肩から首にかけてのこりが非常に強く，触れるとあたかも板のように硬くなっていた．坐位から下を向かせると（前屈位），血圧が30 mmHg程度下がったが，上を向いても（後屈位）下がらなかった（上を向くとめまいがするというケースでは，上方を向かせて後屈位をとると，血圧が下がることが多い．なかには，逆に上昇する人もいる）．この血圧が変動するという現象は，脳幹の血圧調節中枢の機能低下を示唆し，その原因はふだんからの頸部筋の緊張があれば，頭位変換をする際，容易に椎骨動脈周囲の交感神経叢の興奮が起こりやすくなっており，椎骨脳底動脈領域の血管収縮による血

Ⅲ 中高年の中枢性発作性頭位めまい―症例による検討― 39

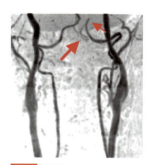

図15 頸部 MRA（presyncope を伴ったケース）
左椎骨動脈が2ヵ所でねじれている．

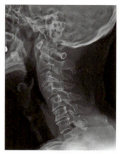

図16 ストレートネックと変形性頸椎症（presyncope を伴ったケース）

行不良状態が一時的に強くなることが考えられる．眼振は水平半規管型の良性発作性頭位めまいと鑑別できない所見であった．

つまり，内耳に原因があるのではなく中枢性発作性頭位めまいの診断となる．

2　血管病変が発見された症例

1）良性発作性頭位めまいのようにみえても，presyncope を伴ったケース

67歳，男性．40年前のむち打ち症の既往あり．農作業後，車を運転中に回転性めまいを起こし，意識が遠のく感じがした（presyncope）．この症状から内耳性めまいは否定される．特に後頸部がごりごりにこっていた．頭・頸部 MRA にて左椎骨動脈が2回ねじれているのが判明（図15 矢印）．椎骨動脈が2回ねじれていて，ふだんからの微妙な椎骨脳底動脈領域の血行不良がベースにあり，さらにストレートネックと変形性頸椎症（図16）による肩こり，首こり（頸部筋緊張）からの交感神経叢の興奮が上乗せされ，めまいにつながるような脳幹の循環障害を生じ，前失神を伴う回転性めまいを起こし

たと考えられた．眼振所見は方向交代性下向性水平性で，一見良性発作性頭位めまいと同様であったが，中枢性発作性頭位めまいと診断した．このように，MRAを撮って初めて椎骨脳底動脈領域の循環障害（血行不良）が判明するので，病歴と眼振所見だけで良性発作性頭位めまいと診断してしまうのは早計である．

◆ presyncope は脳幹網様体の虚血なので，椎骨脳底動脈循環不全を背景とした中枢性発作性頭位めまいの概念が認識されていないと，眼振所見のみを重視して，内耳に起因する「良性発作性頭位めまい」と診断されてしまう．

◆ 実臨床では眼振所見が良性発作性頭位めまいと同じであっても，めまいと同時に一側顔面の感覚障害や片半身の感覚異常，重い感じなどを伴うケースが存在する．良性発作性頭位めまいは内耳に起因するのだから，そんなはずはないという認識で患者に対し，「それは気のせいでしょう」というようなコメントは控えておく．中枢性発作性頭位めまいなら説明がつくのである．

2）一見良性発作性頭位めまい，でも左鎖骨下動脈と左椎骨動脈の高度狭窄が判明したケース

86歳，女性．大動脈弁狭窄の手術と冠動脈バイパス術の既往あり．回転性めまいが左下頭位で起こりやすいとのことで来院．脈拍は左が右に比べて弱く，収縮期血圧も 80 mmHg 程度の左右差あり．触診にて左上肢のほうが右に比べやや冷たかった．眼振検査にて左下頭位で回転性めまいと下向性の回旋性眼振が認められ，良性発作性頭位めまい（水平半規管型）の所見であったが，頭部 MRI と MRA，頸部 MRA を施行したところ，左鎖骨下動脈と左椎骨動脈の描出不良あり（図 17）．エコー（ドップラー法も含む）にては，両動脈はかろうじて血流があることが判明．高度狭窄と診断された．このケースはめまい後 2 ヵ月して心不全増悪にて総合病院に救急車で搬送された．冠動脈は全体的に動脈硬化が進行していたとのことであった．この結果から判断しても，内耳の耳石説では二元論になってしまい説明がつきにくくなる．本症例は vascular type の椎骨脳底動脈循環不全を背景とした中枢性発作性頭位めまいである．

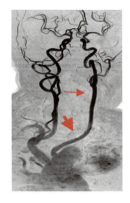

図17 頸部 MRA［症例2）］
　左鎖骨下動脈（太い矢印）と左椎骨動脈（細い矢印）が描出不良．

◆診察の際，医師の基本である脈の触診，特に両脈拍を一度に触れることを忘れない．
◆眼振所見のみを重視すると，「内耳耳石が原因の良性発作性頭位めまい」となるが，頸部 MRA の際，椎骨動脈起始部だけでなく，鎖骨下動脈起始部の周辺まで調べておかないと，思わぬ重大な血管病変が見逃されてしまうのである．
◆最近は血管病変を抱えている人たちが目立ってきている．

　良性発作性頭位めまいと診断されれば，「頭部の検査は必要なし」という意見もあるが，近年高齢化が急速に進行しており，頭部 CT のみ調べて「異常なし」と放置しないで MRA まで評価しておかないと，後日のトラブルを招きかねないので要注意である．

3　発症後に脳血管障害を起こした症例

1）発症後6年で脳出血で死亡

　73歳，女性．すでに3回狭心性発作を経験．
　朝起きようとしたら，回転性めまいあり．めまいは2〜3分．

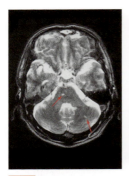

図18 頭部MRI［症例1］
右橋, 左小脳に小梗塞あり（矢印）.

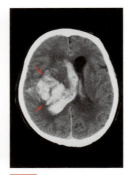

図19 図18と同じ症例, 頭部CT
右大脳基底核に脳室にまで穿破する広汎な出血が認められる（矢印）.

良性発作性頭位めまいと区別できない眼振所見であったが, 中枢性発作性頭位めまいと診断した.

この時の頭部MRIにて橋と小脳半球に小梗塞を認めた（**図18**）.

特に橋の小梗塞は前庭神経核付近に存在し, 過去にめまいその他の神経症状は経験していないとのことで, 今回の発作性頭位めまいと深い関連があると考えられた. 現在は拡散強調画像が撮れるようになり, 新鮮梗塞か否かがすぐに判明するが, 以前はそれがなかった. それゆえ橋に小梗塞がみられても, それは偶然発見されたもので, めまいとの関連は疑問視されてきた. 著者も同様な考えがあったので, 本人にそれまでのめまい, ふらつきの有無を詳細に聞いてから判断していた.

一見良性発作性頭位めまいの眼振所見でも, 橋に小梗塞を認めることはよくある.

さらに狭心性発作を3回起こしていることから, 動脈硬化による虚血性心疾患→慢性脳循環不全が背景にあると判断された.

6年後, 左上下肢不全麻痺にて救急外来を受診, 意識清明.

III 中高年の中枢性発作性頭位めまい―症例による検討― **43**

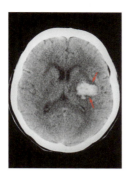

図20 頭部 CT［症例2］
右被殻に脳出血を認める（矢印）（当時のCTは右左が逆）．

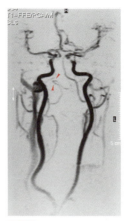

図21 図20と同じ症例，頸部 MRA
右椎骨動脈が著明に屈曲している（▶）．

頭部 CT にて右大脳基底核に広汎な出血（図19）を認め，翌日死亡．

2）発症後2年にして脳梗塞を起こした

51歳，女性．膿胸術後状態，側彎症，高血圧，気管支喘息あり．34歳の時の右脳出血以来（図20），左上肢の麻痺と左下肢の不全麻痺が残り（図20），左下頭位での激しい回転性のめまいを起こし入院．

この症例は，良性発作性頭位めまいと同様の眼振所見を呈したが，膿胸術後状態による脊椎の曲がりがあり，さらに頸部 MRA にて右椎骨動脈の著明な屈曲もあることから（図21），動脈硬化からくる椎骨脳底動脈循環不全を背景とした，中枢性発作性頭位めまいを起こしたと考えられた．

ところが，2年後，左半身の不全麻痺が増強．頭部 CT にては特に著しい変化なし．つまり中枢性発作性頭位めまい後，2年経過して右脳梗塞を起こした．

この症例は，さらにこの後，軽い脳梗塞に2回罹患している．

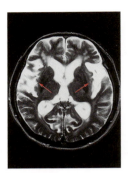

図22 頭部MRI[症例3]
両側前頭葉から側頭葉にかけて梗塞を認める（矢印）.

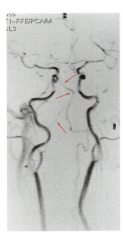

図23 頭部MRA[症例3]
右椎骨動脈が左に比し細く，脳底動脈の著しい蛇行を認める（矢印）.

3）発症後9年して脳血管障害性パーキンソニズムを起こした

73歳，女性．頭位変換による回転性めまいで受診．

良性発作性頭位めまいと同様の眼振所見あり．4年後，心房細動と軽度大動脈弁閉鎖不全が判明．めまいは循環器疾患→椎骨脳底動脈系の循環障害が背景にあると考えられた．8年後，頭部MRIにて両側前頭葉から側頭葉にかけて梗塞が出現（図22）．

頸部MRAにて右椎骨動脈の描出不良と脳底動脈の蛇行も認められ，最終的に初診時のめまいは，中枢性発作性頭位めまいと判断された（図23）．

初診後10年して，突進現象を起こすようになり，脳血管障害性パーキンソニズムと診断された．

4）頸部MRAにて左椎骨動脈の描出なく，脳底動脈の蛇行も認められた

40歳，男性．中枢性発作性頭位めまいにて初診．肥満体で，高血圧，高尿酸血症があり，降圧薬を内服中．

頭部MRIで大脳に小梗塞，頸部MRAで左椎骨動脈の描出なく，脳底動脈の蛇行も認められた．

5）発症後3ヵ月して，意識障害で救急車で運ばれてきた

80歳，女性．初診時中枢性発作性頭位めまいと診断．頭部MRIにて，橋に虚血性変化が認められた．ところが，3ヵ月後に意識障害で時間外に救急車で来院．入院後，頭部CTで側頭葉に梗塞が発見された．つまりめまい後3ヵ月して脳梗塞を起こしたことになる．やはり中枢性発作性頭位めまいを起こしてから1ヵ月後に脳幹梗塞を起こし救急車で搬送された症例も経験している．

著者が耳鼻咽喉科でめまい診療を行っていた頃には経験し得なかったが，内科めまい外来では，このようなケースに時に遭遇する．

こうした経験から，脳梗塞は偶然生じたとはいえない．

中高年者では「良性発作性頭位めまい，内耳が原因」と言い切れるのかどうか疑問なのである．

4 脳の循環不全，血管病変や橋，小脳に小梗塞，大脳に陳旧性の脳出血が発見された症例

1）低酸素状態がきっかけで発症

肺線維症を基礎疾患とした在宅酸素療法中の慢性呼吸不全の80歳の女性で，入院中に右下頭位で激しい回転性のめまい発作を起こした．眼振の性状からは良性発作性頭位めまいと同じであったが，病歴から中枢性発作性頭位めまいと診断した．

このケースでは以前から経鼻カテーテルが鼻孔からずれて低酸素状態になると，耳鳴がすると本人が言っていた．

高齢で慢性の脳循環不全がベースにあると思われたが，さらに経鼻カテーテルが少しずれたこともあり，一時的に低酸素状態となったのがきっかけで中枢性発作性頭位めまいを起こしたことが考えられた．

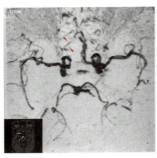

図24 頭部MRA［症例2）］
右前大脳動脈の閉塞を認める（▶）．

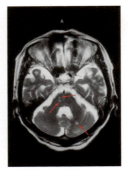

図25 頭部MRI［症例3）］
右橋，左小脳に小梗塞あり（矢印）．

2）頭部MRAにて右前大脳動脈閉塞が認められた

左下頭位にて回転性めまいをきたし受診した83歳の女性．

2年前の頭部MRIにて，大脳内に小梗塞が複数認められ，今回の頭部MRAにて右前大脳動脈閉塞が認められた（**図24**）．眼振所見は良性発作性頭位めまいと同様であったが，頭部MRI，MRAの所見から中枢性発作性頭位めまいと診断した．

前庭神経上行路が投射している頭頂葉の2v野は中大脳動脈と前大脳動脈のちょうど境界領域にあたり，内頸動脈，中大脳動脈，前大脳動脈のいずれかに血流障害が生じると2v野が虚血をきたし，大脳性のvertigoが誘発される[21]ことがすでに知られている．

3）頭部MRIにて大脳だけでなく，橋，小脳にも小梗塞

前立腺癌で泌尿器科に入院中の76歳の男性は，左下頭位をとると回転性めまいが出現すると言って受診した．同じ頭位にて減衰現象，潜伏時間を伴う方向交代性の下向性回旋性眼振が認められ，中枢性発作性頭位めまいと診断した．

頭部MRIにて大脳だけでなく，右橋（前庭神経核付近），左小脳にも小梗塞が認められた（**図25**）．

Ⅲ 中高年の中枢性発作性頭位めまい―症例による検討―

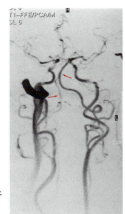

図26 頸部 MRA［症例4)］
右椎骨動脈が左に比し細く，両椎骨動脈，脳底動脈の蛇行を認める（矢印）.

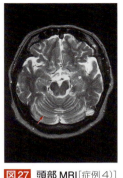

図27 頭部 MRI［症例4)］
右小脳に小梗塞あり（矢印）.

一見良性発作性頭位めまいの眼振所見を呈しながら，橋，小脳に小梗塞を認めることがよくある.

4）頸動脈カラードップラー法で右総頸動脈から内頸動脈にかけて狭窄率62%のプラークがみられた

高血圧と回転性めまいで発症．頸椎 MRI で頸椎椎間板ヘルニアが判明，椎骨脳底動脈循環不全と診断し，その後の頸部 MRA にて右椎骨動脈が左に比べてかなり細いことが判明した77歳女性（**図 26**）が，3年後にもめまいを起こして急患として受診した.

眼振所見から中枢性発作性頭位めまいと診断したが，血圧を測る際に不整脈が判明し，心電図にて以前にはなかった二段脈が証明された（この時は頭部 MRI を撮っていない）.

二段脈や発作性頻拍の人が必ずしもめまいを起こすとは限らないが，このように循環器疾患に伴って起こる中枢性発作性頭位めまいもあるので，たとえめまいが主訴で来院しても，心臓の聴診は必要であり，脈を診るのも動脈硬化や不整脈のチェックには欠かせない．時には心電図も必要になってくる（別の症例だが，以前 CCU に狭心症で入院中のめまい患者が，狭心症の発作

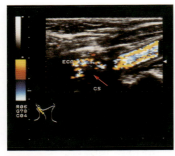 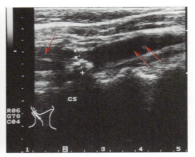

図28 頸動脈カラードップラー[症例4)]
右総頸動脈分岐部付近にプラークを認める(矢印). ECA:外頸動脈.

図29 頸動脈エコー[症例4)]
右総頸動脈分岐部付近にプラークを認める.
矢印1本:外頸動脈. 矢印2本:総頸動脈.

と良性発作性頭位めまいと同じ眼振所見のめまいが同時に起こると話してくれたことがある).

7年後に,本人の希望もあり,頭部MRI, MRA,頸部MRAを撮ったが,今度は右小脳に小梗塞が発見された(図27).

本症例において頸部MRA所見は不変であったが,頸動脈カラードップラーで右総頸動脈から内頸動脈にかけてプラークが認められた.

狭窄率は62%であった(図28, 29).これに対し,左総頸動脈は内頸,外頸動脈の分岐部付近で30%の狭窄率が判明した.

まさにこのような人はめまいどころか爆弾を抱えているような状況である.

小脳梗塞についてはいつ起きたか不明だが,脳幹,小脳の病変でも,一見良性発作性頭位めまいと同じ中枢性発作性頭位めまいは起こり得る.本症例はさらに3年後,腹部大動脈瘤も発見され,主幹動脈の動脈硬化が強いことが示唆された.

めまい外来において,一般に中枢性発作性頭位めまいの症例で,めまいを起こした頃は何もなくても,後日,橋,小脳に小梗塞が発見されることがある.

Ⅲ 中高年の中枢性発作性頭位めまい—症例による検討—

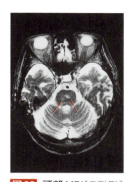

図30 頭部MRI[症例5]
脳幹橋部に高信号域と小梗塞を認める(矢印).

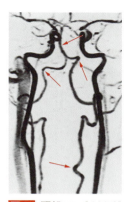

図31 頸部MRA[症例5]
両椎骨動脈の強い屈曲,脳底動脈の蛇行を認める(矢印).

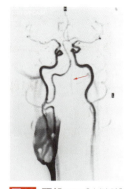

図32 頸部MRA[症例6]
左上腕神経叢神経鞘腫の手術時に左椎骨動脈を結紮したので描出なし(矢印).

また最近のめまい外来で,特に橋に,後日,虚血性変化がみつかる中枢性発作性頭位めまい症例に遭遇することがある.

5) 糖尿病→動脈硬化→椎骨脳底動脈循環不全を背景とした症例

81歳,男性.糖尿病で血糖降下剤を4錠/日内服中.血糖値153,HbA1c 8.1%.早朝の回転性めまいと後頭部痛を主訴に受診.眼前暗黒も伴うとのことであった.

頭部MRIで大脳に多数の小梗塞,橋にも高信号域,小梗塞(**図30**)があり,頸部MRAにて両側椎骨動脈の屈曲,脳底動脈の蛇行(**図31**)もみられた.

この症例は起立性低血圧,眼前暗黒(後頭葉の虚血を示唆)を伴うことから糖尿病→動脈硬化→脳循環不全,特に椎骨脳底動脈循環不全が背景にあると考えられ,中枢性発作性頭位めまいと診断した.

6) 左椎骨動脈結紮からの椎骨脳底動脈循環不全が関与していた

55歳,女性.初診2年前,左上腕神経叢神経鞘腫を摘出の際,左椎骨動脈を結紮した.術直後にめまいはなく左眼瞼下垂あり.

手術後2年して，右下頭位と寝たり起きたりする時の回転性めまいを主訴に受診．

この所見から中枢性発作性頭位めまいと診断した．

本症例は眼振所見は良性発作性頭位めまいと区別できなかったが，左椎骨動脈結紮（図32）→椎骨脳底動脈循環不全が関与していると判断された．

以下に挙げる症例も一考に値すると思われる．

7）3年後，右小脳半球に梗塞がみつかった

78歳，男性．めまい発症3年前に臨床的に脳梗塞と診断されたが，軽快．

その後に中枢性発作性頭位めまいにて入院．当時の頭部MRIは正常．めまいを起こしてから3年後の頭部MRIでは両側大脳白質，深部白質に小梗塞が多発．右小脳半球にも梗塞がみつかった［→Spot Information 25］．

> **Spot Information 25　中枢性発作性頭位めまいと循環器系因子**
>
> 1996年1月から2003年6月までの7.5年間に，内科めまい外来にて中枢性発作性頭位めまいと診断され，MR検査を施行したのは409例である．これらの中枢性発作性頭位めまい患者の頭部MRIをみると，大脳の穿通枝領域に無症候性脳梗塞がみつかることがよくある．さらに頸部MRAにて椎骨脳底動脈のめまいとの関連性を示唆する走行（脳底動脈の蛇行，椎骨動脈の屈曲や蛇行，径の著明な左右差）が認められた患者の割合は65歳以上では88.2％，50〜64歳では，80.2％と高率であった．
>
> 特に65歳以上の高齢患者で，頭部MRIにて，橋（特に前庭神経核付近）に虚血性変化が観察される症例が，近年目立ってきている（確率10〜20％前後）．MR装置の性能がさらに改善されれば，将来，このような患者数はより増加すると思われる．
>
> こうした画像所見の結果とめまい発作後，個人差はあるが，ある期間を経て脳出血，脳梗塞，心筋梗塞，狭心症を起こす症例を実地臨床上経験することから，中高年者の中枢性発作性頭位めまいの原因は，良性発作性頭位めまいのような内耳一辺倒でなく，脳血管を含めた循環器系の因子が重要である．

著者はp34〜52の症例以外に，中枢性発作性頭位めまい後の脳梗塞を**表1**のごとく計8例経験した（1987年1月から2003年6月まで）．

表1 中枢性発作性頭位めまいと診断された後に脳梗塞を起こした症例

	年齢	性別	脳梗塞を起こすまでの期間	合併症	追加事項
症例❶	76歳	女性	1ヵ月		初診時眼前暗黒あり
症例❷	58歳	男性	5ヵ月	高血圧	右上下肢麻痺
症例❸	70歳	女性	1年	高血圧，糖尿病	右上下肢不全麻痺
症例❹	80歳	男性	1年3ヵ月		左下肢不全麻痺
症例❺	72歳	男性	1年6ヵ月	高血圧，陳旧性心筋梗塞	
症例❻	59歳	男性	4年	糖尿病	頭部MRAで右中大脳動脈壁不整あり
症例❼	63歳	女性	5年	大動脈弁閉鎖不全	右上下肢不全麻痺，耳鼻科で良性発作性頭位めまいと言われた
症例❽	71歳	男性	8年	狭心症	小脳梗塞，耳鼻科で良性発作性頭位めまいと言われた

症例❶〜❽の番号は便宜的番号．いずれの症例も眼振所見からは良性発作性頭位めまいと鑑別困難であった．

8）発症後5年経過して頭痛と半身のしびれにて未破裂脳動脈瘤が発見された

64歳，男性．気管支喘息で経過観察中，中枢性発作性頭位めまいを起こし，その後5年経過して頭痛と半身のしびれで救急車にて他院脳神経外科に運ばれ，脳血管造影を行い右前交通動脈に未破裂脳動脈瘤が発見された．手術を施行され，以後は元気に過ごしている．

9）頭部MRAにて右内頸動脈瘤が発見された

63歳，女性．頭位変換時のぐらぐらっとする強いめまいにて受診．良性発作性頭位めまい（水平半規管型）と同様の眼振を認めた．高血圧と境界型糖

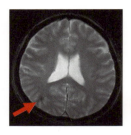

図33 頭部 MRI T2*³ [症例10)]
右後頭葉に陳旧性脳出血を認める.

尿病があり,血管病変を併発しやすい状況であった.変形性頸椎症をベースにした中枢性発作性頭位めまいと診断.頭部 MRA で 4 mm 大の右内頸動脈瘤が認められた.

10) 頭部 MRI の T2*³ で右後頭葉に陳旧性脳出血が判明した

67歳,女性(図33).寝る時と起きる時,右下,左下頭位での回転性めまいが改善しないとのことで受診.頸椎X線検査で変形性頸椎症とストレートネックがあり,手先のしびれも伴った.

眼振は良性発作性頭位めまいと同様であったが,坐位で下を向かせると(前屈位)血圧が 20 mmHg 程度下がったので,脳幹の血圧調節中枢の機能低下が示唆され中枢性発作性頭位めまいと診断.首・肩こりが強く,抗めまい薬と筋弛緩剤の併用でめまいは消失.頭部 MRI T2*³ で陳旧性脳出血が認められた.ちなみに T1, T2, FLAIR 画像,他院の頭部 CT では描出されなかった.

◆良性発作性頭位めまいは内耳が原因なのだから,頭部 CT は調べる必要なしという見解もあるが,高齢化が急速に進む中,MR で一度はチェックしておきたい(巻頭「First Message」xvii 頁頭部 MRA の図を参照).

なお,頭位眼振については,文献[22,23]を参考にした.

～中高年のめまいは要注意～
- 内科で診るめまい症例は中高年者が主体で,高血圧,脂質異常症,糖尿病(境界型も含めて)つまり動脈硬化を背景にした人たちが多い.
- めまいと脳梗塞発症の間の時間差が長い症例もあるのではないかとの疑問を持つ方もいるだろうが,動脈硬化があればいずれ何らかの合併症を起こしてくることが予想されるので,注意を促しておくことが臨床医の務めと考えている.
- 最近の報告で,たとえ無症候性のラクナ梗塞,虚血性変化であっても症候性脳

Ⅲ 中高年の中枢性発作性頭位めまい—症例による検討— 53

梗塞と同様に解釈し，日常生活に注意を払い，頸動脈エコーでのプラーク所見によっては抗血小板薬も必要といわれるようになってきている．
- これからは予防医学に重点が置かれる．ただ単に「めまいはほとんどが内耳性ですから心配ないですよ」では納得しない患者がすでに当院を訪れてくる状況である．
- 内科の場合，めまいだけ診ているわけではない．
- 高血圧，脂質異常症，糖尿病など，めまいが治まった後も何らかの形で診ているので，将来どうなるかが経過をみていれば自ずから判明してくるのである．
- めまいで受診した患者で無症候性脳梗塞，虚血性変化が複数発見された症例には，頸動脈エコーを施行しておくほうがよい．思いがけなく内頸動脈狭窄がみつかることがある．

Coffee Break 1　普通の治療でよくならないケースにはどう対処する？

①漢方薬と抗ヘルペスウイルス薬が効を奏したケース

当時 30 歳代のあるめまい患者さんについて言及しよう．彼はふだんのストレスのためか激しい回転性めまいを繰り返していた．めまいに詳しいといわれている某大学病院の耳鼻咽喉科を訪れてメニエール病と診断された．

通常のめまい薬では改善せず，ついにはステロイドのパルス療法まで受けた．

しかし時々めまい発作を繰り返していた．

そこで苓桂朮甘湯（りょうけいじゅつかんとう）という漢方薬の内服を勧めた．

この薬を飲むようになってからはめまい発作はすっかり起こさなくなったという．

西洋医学的治療を強力に行ってもなかなかよくならない場合でも，漢方治療が意外に効を奏することがある．

この方は約 20 年後のある日，水痘ワクチン（生ワクチン）を接種して翌日に聴覚過敏（高音がひびく）を自覚した．その 2 日後の聴力検査で右急性低音障害型感音難聴を発症．この時はめまいは伴わなかった．

早速バルトレックス®を 3 錠/日で内服開始．翌日朝には自覚的に右聴力はほぼ改善し，2 週間後の聴力検査でも完全回復した．

メニエール病の既往があったためか，蝸牛神経節に潜在していた帯状疱

疹ウイルスがワクチン接種をきっかけとして再活性化したのかもしれない．結果的には劇的に抗ヘルペスウイルス薬が効を奏した．

②ふわふわ感が持続したケースにバルトレックス®が著効した！

症例は40歳代の女性．初診4ヵ月前に左低音障害型感音難聴とふわふわ感のめまいを発症．某大学病院耳鼻咽喉科でステロイドと抗めまい薬で治療したが不変．鍼治療でも効果なし．バルトレックス®3錠/日を内服後はめまいも聴力も完全によくなった．帯状疱疹ウイルス抗体価はEIA法で15.3（基準値は2.0未満）であった．

③漢方薬が劇的に効いた医師の体験談

次に医師が激しいめまい発作を起こし，漢方薬の大量療法（？）で劇的によくなった具体例をご紹介したい．漢方を研究して実際に開業中のDr.松田邦夫自身のめまいの体験談をその著書から引用させていただく[24]．

> 「昭和61年11月28日，私は帰宅後，急に気分が悪くなり，めまいが始まった．
>
> 夜中に目覚めると部屋がまわっていた．次第にめまいは強くなり，夜半過ぎに気持ちが悪くて吐いた．けれど何も出てこなかった．
>
> 11月29日，朝からめまいがひどくなり，主として回転性のめまいであるが，ぐらぐらする感じもあった．吐き気は強かったが何も食べていないので出るものはない．
>
> 耳を左下にしている時だけ，いくらかめまいと吐き気がおさまる．
>
> そこでずーっとその姿勢をしていたので，それがまた苦しかった．
>
> 寝返りをすると，ぐらぐらとして吐きそうになった．
>
> 一向におさまらないので，午前11時頃はじめて苓桂朮甘湯（りょうけいじゅつかんとう）エキス5.0gを服用する．その結果かなり良いようで，めまいと吐き気が少しおさまる．2時間ごとに，同エキス2.5gを服用したところ，次第に効力を現し，この日は合計15.0gの苓桂朮甘湯を服用し終日臥床した．
>
> 翌日は目が覚めてみると気分爽快でめまいがない．
>
> そこで服薬せずに様子を見たが，それきりめまいや吐き気は起こらなかった．
>
> こうして私ははじめて強いめまいを起こし，苓桂朮甘湯を服用して著

効を得た」

ただここで注意していただきたいのは苓桂朮甘湯がいつも効くとは限らないということである.

最近は著者の経験でも半夏白朮天麻湯（はんげびゃくじゅつてんまとう）[24)]が効くケースが増えている.

ちなみにこの方の妹さんは苓桂朮甘湯が効かず，半夏白朮天麻湯が効くとのこと.

この二つの漢方薬のどこが違うかというと，苓桂朮甘湯の「苓」は利水作用を持つ茯苓のことであり，漢方でもめまいは「水毒」から起こるという考え方なので，この点では洋の東西を問わない.

この薬は実際めまいによく使われ，起立性低血圧や立ちくらみ，回転性めまいなどのめまい一般に用いるが，どちらかというと，足の冷えない人によい.

これに対し，半夏白朮天麻湯の「白朮」は水分の偏在や代謝異常を治す働きがある.

頭痛，めまいが主症状で，足が冷え，胃腸が弱くふだんから体の弱いような人によいし，帽子をかぶっているように頭が重く（すでに記述したごとく漢方では「頭帽感」という），めまいがする場合にもよい.

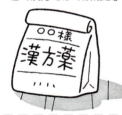

さらにもう一つ付け加えておくと，呉茱萸湯（ごしゅゆとう）は頭痛，嘔吐，激しい頭痛，片頭痛，同側の肩のこりを伴う人によい.

最近この処方で10年来の頭痛，片頭痛がすっかりよくなり大変に喜ばれたことを付け加えておきたい.

■文 献
1) 寺本 純：めまい！ 脳は大丈夫か．講談社健康ライブラリー．講談社，1996
2) Nakayama M：Clinical investigation of vestibular damage by antituberculous drugs. Auris Nasus Larynx（Tokyo）13（Suppl）：181-192, 1986
3) Nakayama M, Miura H, Kamei T：Investigation of vestibular damage by anti-

tuberculous drugs. Acta Otolaryngol (Stockh) Suppl. 481:481-485, 1991
4) 亀井民雄, 石井英男, 中山杜人:若年性片側聾に遅発性に発症するめまいについて―主として遅発性内リンパ水腫症候群 (Schuknecht)―. 耳鼻臨床 71:1245-1256, 1978
5) 松永 喬:椎骨脳底動脈循環動態とめまい. 第96回日耳鼻総会宿題報告, 1995
6) 大友英一:老年者の脳疾患診療のコツとポイント. 杏林書院, p99, 1997
7) 川崎 克:高脂血症性めまい. 診断と治療 95:1191, 2007
8) 伊藤文英:新しいめまいの診断と治療. 診断と治療社, p92, 2011
9) 中山杜人:画像と症例でみる内科医のための「危ないめまい・中枢性めまい」の見分け方. 丸善出版, p101-102, 2011
10) 田渕 哲, 寺本和弘:発作性頭位めまいの臨床. 診断と治療 95:1205-1212, 2007
11) 坂田英治:めまいの臨床. 新興医学出版社, p20-21, 2003
12) 中山杜人:プライマリーケアー医のためのめまい診療の進め方. 新興医学出版社, p209-213, 2005
13) 福井圀彦, 藤田 勉, 宮坂元麿:脳卒中最前線―急性期の診断からリハビリテーションまで―(第2版). 医歯薬出版, p350, 1994
14) 朴沢二郎:頸前庭性めまいと良性発作性頭位めまい. めまい診断と迷路病態. 篠原出版, p120-124, 1985
15) 中山杜人:プラスワン:9. 良性発作性頭位めまいとよく似た所見の症例について―過去の報告を踏まえての一考察―. 画像と症例でみる内科医のための「危ないめまい・中枢性めまい」の見分け方. 丸善出版, p101, 2011
16) 高木康行, 厚東篤生, 海老原進一郎:脳卒中ビジュアルテキスト (第2版). 医学書院, p106, 1994
17) 室伏利久:片頭痛関連めまい. Equilibrium Res 70:172-175, 2011
18) Stoll W, Matz DR, Most E (坂田英治, 高橋佐知子, 訳):Schwindel und Gleichgewichtsstörungen (めまいと平衡障害). 南江堂, p146, p248, 1988
19) 坂田英治:めまいの臨床. 新興医学出版社, p39, 2003
20) 成富博章, 片山正寛, 佐古田三郎:めまいと前庭皮質. 日常臨床に役立つめまいと平衡障害 (内野善生, 古屋信彦, 編). 金原出版, p76-81, 2009
21) 植村研一:頭痛・めまい・しびれの臨床. 医学書院, p57, p92, p118, 1988
22) Sakata E, Ohtsu K, Shimura H, et al:Positional nystagmus of benign paroxysmal type (BPPV) due to cerebellar vermis lesions:pseudo-BPPV. Auris Nasus Larynx 14:17, 1987
23) 重野浩一郎:頭位眼振の分類とその意義. Eguilibrium Res 59:254, 2000
24) 松田邦夫:症例による漢方治療の実際. 創元社, p145, p148, 1992

ポイントレッスン

危 ないめまい・中枢性めまいは

軽 いめまい，ふらつきのなかにも隠れていることがある

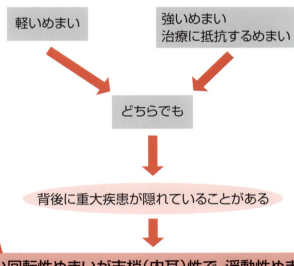

Point
強い回転性めまいが末梢(内耳)性で，浮動性めまいは中枢性と一概にはいえない，それでは見逃しが多くなる

ポイントレッスン

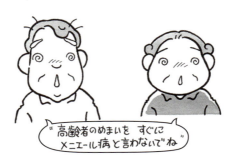

"高齢者のめまいを すぐに メニエール病と言わないでね"

危険因子,特に高血圧で降圧薬を内服中の高齢の患者.
高血圧と糖尿病を合併しているケースは脳血管障害予備軍

Point あまり簡単にメニエール病を考えない

Point 高齢者のめまいは要注意！

進む高齢化
と
中年を蝕む生活習慣

リスク因子を一つでも抱える中高年のめまい

めまい＝内耳と思い込むと

Point
中枢性めまい*4の見落としにつながる

---

*4 中枢性めまいに属する「椎骨脳底動脈循環不全」（いわゆる血行不良も含む）はそれほど多くないという意見もあるが，脂質異常症や動脈硬化，頸椎X線，頸部MRA（特に椎骨動脈起始部）まで評価されていないことが多い．

ポイントレッスン

高血圧を治療中の中高年者が明け方に，めまい以外に後頭部痛，しびれ，複視のいずれかの症状を伴って来院したら

Point 後頭蓋窩の出血，梗塞に注意！

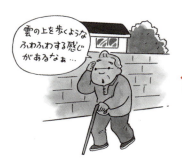

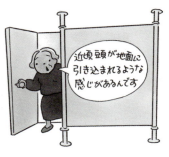

Point これらもめまいの一種，フレンツェル眼鏡を使えば，眼振の存在が確認されることが多い

↓

時には心疾患を含む重大な疾患が隠れていることもあるので要注意！

CHAPTER 2
めまい診療実践

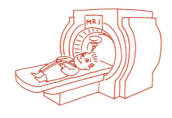

I 医療面接（問診）のコツ

　めまい患者を診察する場合，何はさておき医療面接（問診）が一番大切で，これによってほぼ診断がついてしまうといっても過言ではない．ここではまず医療面接（問診）でどういうことを聞き出し，診断に結びつけるかについて触れる．

　めまいは回転性なのか，それとも立ちくらみやふらつきなのか？

　回転性めまいなら末梢性前庭障害（内耳性めまい），メニエール病，良性発作性頭位めまいなどが代表的．中枢性（頭蓋内疾患）なら椎骨脳底動脈循環不全，中枢性発作性頭位めまい，小脳，脳幹の出血や梗塞を考える．

　立ちくらみは，貧血以外に多くは起立性低血圧，つまり脳幹の虚血で起こるといわれている．それゆえ，高齢者なら椎骨脳底動脈循環不全を考え，若い人なら起立性調節障害（若い人では起立性低血圧とはいわず，起立性調節障害を用いる）を疑う．

　次にふわっとする，ぐらっとする，あるいはふらつきなどの症状は，軽度のめまいや，めまいが十分回復していない時の症状のことがある．

　成書には，これらの症状は，高齢者の椎骨脳底動脈循環不全でみられるという記載がある．しかし，聴神経腫瘍，頸性めまい，視床梗塞，脳幹梗塞，小脳梗塞，脳幹，小脳の変性疾患などでも起こり得る．

　そして軽度の末梢（内耳）性めまいや，抗結核薬としての硫酸ストレプトマイシン（SM），カナマイシン（KM），エンビオマイシン（EVM）（商品名：ツベラクチン®）による両側前庭機能障害などでも起こるのである．つまり，末梢（内耳）性めまい，中枢性めまい（頭蓋内疾患）のいずれでも起こり得るので，めまいの性状で末梢（内耳）性か中枢性かを見極めるのは困難である．

　この際ぜひ聞いておきたいことは階段の昇降に際し，昇る時より降りる時のほうが辛いかどうか，手すりにつかまらないと怖いかどうか，である．こ

れは両側前庭機能障害（頻度は少ない）か，あるいは中枢性（頭蓋内疾患），特に脳幹，小脳の障害のいずれかを示唆する［→Spot Information 26］．

1）めまいの性状と随伴症状

回転性なのか，非回転性なのか，非回転性ならそれは立ちくらみなのかふらつきなのか［→Spot Information 27］．

回転性のめまいに嘔気，嘔吐，耳鳴，難聴などの随伴症状を伴う場合でも，すぐメニエール病と診断するのは好ましくない．

横須賀共済病院内科で 1987 年にめまい外来開設以来，2002 年 12 月までに著者が診察した 2938 例の患者のうち，確実にメニエール病と診断された例は 18 例しかない．

理由は内科を受診してくるめまい患者は耳鳴，難聴（蝸牛症状）を強く訴

Spot Information 26　　MR 画像正常＝末梢（内耳）性ではない

新鮮梗塞や小梗塞が発見できない頭部 CT は無論だが，頭部 MRI で異常がないからといって，即末梢（内耳）性のめまいと言い切るのは尚早‼

階段を降りる際，手すりにつかまらないと怖いと言う症状は，主に小脳，脳幹，確率は少ないが両側内耳の障害という病変を考えるのが一般的である．

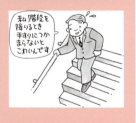

Spot Information 27　　非定型めまいで受診した硬膜下血腫の 2 例

①非定型めまいで受診し，一定方向への偏倚が強い患者で，「近くの耳鼻咽喉科で通気をしてきたのでこのためでしょうか」と患者は聞いてきたが，それはおかしいと思い，頭部 CT を至急で撮ったら，硬膜下血腫で危うくセーフだった中年女性の症例を経験したことがある．

②もう 1 例，他疾患で診ていて，「最近ふらつきが出てきて足がもつれる」と訴えた 70 歳代の男性の頭部 CT を撮ったら，硬膜下血腫がみつかり，すぐに脳神経外科へ紹介したことがある．

えることが少ないし，蝸牛症状が目立つ患者は当然，耳鼻咽喉科を受診するからである．

典型的なメニエール病の場合，めまいに伴って多くは一側性の耳鳴が増強し，難聴となり，めまいが治まってくると耳鳴，難聴も軽減してくるという，つまりめまいと連動するのが特徴的である．さらにめまい発作を繰り返すうちに，多くの場合，ついには一側性高度感音難聴に陥る．

教科書的には，嘔気，嘔吐が強い場合は末梢性が多いとされる．ただ薬剤に反応しない頑固な嘔気，持続的な平衡覚障害は小脳の器質的な病変を除外する必要がある．しかしながら高齢者の椎骨脳底動脈循環不全でも，これらの症状はよくみられる．両側の耳鳴，耳閉感がめまいと無関係に起こる場合もあるし，めまいに伴って起こる場合もあるが，多くはめまいとは無関係に右左別々に起こる．この場合もまず椎骨脳底動脈循環不全を考える［→Spot Information 28］．

Spot Information 28　急激に両難聴が進行する場合

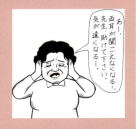

両側感音難聴が2〜3ヵ月で急速に進行してくる場合，あるいは突然起こる場合，脳梗塞の前兆になるので要注意．はなはだしい場合は医師の目前で急激に聞こえなくなり，すぐに意識障害→脳幹梗塞となった症例を経験したことがある．別な症例であるが，62歳の女性で，糖尿病があり，急に両耳が突然聞こえなくなり，その後短時間（1〜2秒）の意識消失となり，近くの脳神経外科での頭部CTは異常なし．しかし，後日の頭部MRIで橋に複数の小梗塞が確認された．糖尿病という危険因子を抱えている人は，その時の頭部CTが問題なくても，見逃しを防ぐため，日を改めての頭部MRIによる確認が必要である[1]．また，数年かかって両耳が徐々に聞こえなくなった場合も，単なる老人性と考えずに椎骨脳底動脈循環不全を考えたほうがよい．

2）何時に，何をしている時に起こったのか？

小脳梗塞は早朝に起きやすい．末梢（内耳）性めまい，または内耳の血流障害を伴っている椎骨脳底動脈循環不全の症例では，「朝，横になっている状態で目が醒めたら，すでに目が回っていた」と訴えることがある．「トイレに行こうとして，ぐるぐる目が回った」という訴えは非常に多いが，これは末梢（内耳）性でも中枢性（頭蓋内疾患）でも起こる．

3）持続時間はどれくらいか？

①末梢（内耳）性

数十分〜数時間（発作性めまい），または2日以上続き，1週間以内に治まるめまい（持続性めまい）（ちなみにメニエール病の回転性めまい発作は2日以上続かない）．

②中枢性

数秒間のぐらっとする感じ，あるいは数分間のめまい（椎骨脳底動脈循環不全）．ただし，椎骨脳底動脈循環不全のめまいでも，数時間〜数日にわたってめまいが続くこともある．軽度のふわっとするめまいでも椎骨動脈瘤が判明することもある［→Spot Information 29］．

強いめまいで1週間以上経ってもよくならないめまい（一般的に小脳や脳幹の梗塞を考えるが，例外的に当日または翌日，あるいは数日中によくなってしまう梗塞の症例もある）［→Spot Information 30］．

Spot Information 29　ふわっとするめまいで椎骨動脈瘤が判明

81歳，男性．延髄血管腫の疑い．

初診時，頭全体の軽い頭痛を訴え，この時はふわっとするめまいは治まった状態で来院した．頭部MRIにて左延髄に血管腫を疑う腫瘍影が認められ，脳外科に紹介した（図34）．

同科で造影頭部CTの結果，左椎骨動脈瘤と判明した．しかし高齢なので本人，家族と相談のうえ，手術は行わず経過観察となった（眼振所見その他詳細は『プライマリーケアー医のためのめまい診療の進め方』p235を参照）．

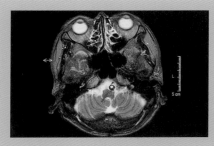

図34 頭部 MRI
左延髄に腫瘤影が認められる (矢印).

 Spot Information 30　軽症のめまいのようにみえても脳梗塞のことがある

　たった1回だけの回転性めまい発作で前庭神経核の梗塞が頭部 MRI でみつかった症例が1例と,やはり1回だけのめまい発作で後日,頭部 MRI にて小脳梗塞が発見された2例と,非回転性のめまいで後日頭部 MRI で視床梗塞が判明した2例の計5例を経験している.そのなかの小脳梗塞(**図35a,35b**)と視床梗塞のケース(**図36,37**)を示す.

　後者のケースは,81歳の男性で,立ちあがった時に急にふらっとして,その後軽度のぐらぐら感のみの症状であったが,手足のしびれや口周囲のしびれもなく,当日の頭部 CT は正常.しかしながら,軽度のめまいでも高齢者は油断ならないと考え,数日後に頭部 MRI を撮った結果,新鮮な視床外側梗塞が拡散強調画像で発見された.高齢者の場合,「軽いめまいは心配ないでしょう.お疲れではないですか」という対応では,このような軽症のめまいで済んでしまう視床梗塞の症例は見逃されてしまう.なお,このケースはメリスロン®(1錠,6 mg)6錠/日の処方で数日後にはめまいは消えた.

　「メリスロン®だけでよくなってしまえば,脳を調べる必要はない」という意見をよく耳にするが,なかにはこのような視床梗塞の症例も存在する.

　さらに,もう1例は,81歳女性で高血圧があり,近くの脳神経外科の頭部 CT では発見できず,耳鼻咽喉科でも異常なしといわれたが,後日の頭部 MRI で視床梗塞と判明.抗めまい薬で症状は消失した.

◆軽度のめまいでも,高齢者は「中枢性めまい」を念頭に置くこと.
◆一つでもリスク因子のある高齢者は要注意である.
◆小脳梗塞でも,立ちくらみ様のめまいで終わってしまう人や,めまいも眼振もまったくみられない症例もある[2].

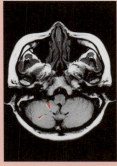 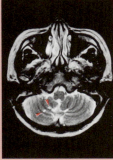

図35 46歳,女性,頭部MRI
右小脳に小梗塞を認める(▶).
a:T1強調画像.
b:T2強調画像.

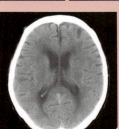 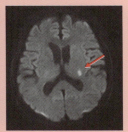

図36 初診時 頭部CT
異常はみられず.

図37 頭部MRI(拡散強調画像)
左視床に梗塞を認める(矢印).

4）中年以降のめまいで注意すべき症状

- めまい→椎骨脳底動脈循環不全のめまいは回転性だけでなく，左右に揺れる感じ，あるいはふわっとする感じとか，非回転性のめまい感を訴えることもある．また，中高年者の立ちくらみは起立性低血圧→脳幹の血管運動中枢の循環障害→つまりは椎骨脳底動脈循環不全で起こると考えられる．したがって，立ちくらみといえども将来の脳梗塞に注意を払う必要がある
- 口周囲しびれ感
- 構音障害
- 四肢末端のしびれ（手袋靴下型）→cervical myelopathy（頚髄症）で左右対称性に生じる[3]
- 複視
- 霧視
- 眼前暗黒（中高年者は後頭葉の虚血を考える）→将来の脳血管障害もあり得る前駆症状の一つなので要注意 [→Spot Information 31]
- 発汗
- 脱力発作

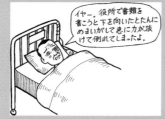

- 意識消失→高齢者では上部脳幹の脳幹網様体の虚血を意味する[3]．失神やてんかんの小発作を鑑別する必要もあり
- 後頭部痛
- 頻脈
- 両側耳鳴→これがあれば両側メニエール病は別として椎骨脳底動脈循環不全はほぼ決まり（両側内耳動脈の血流障害を意味する）[→Spot Information 32]
- 頭鳴→これがあれば脳底動脈循環不全があると考えてよい
- 異常血圧（高くなることも低くなることもあるが，多くは高くなる）

Spot Information 31　眼前暗黒は脳血管障害の前兆となり得る

　眼前暗黒は，貧血や低血糖，心疾患でも起こり得る．糖尿病初期の31歳の女性が低血糖を起こした際，眼前暗黒を訴えたことがある．後頭葉の虚血のこともあり，頻度は多くないが時に脳血管障害の前兆となることもあるので無視できない症状の一つである．

Spot Information 32　頭鳴と両耳鳴は何を考える？

　頭鳴や両側の耳鳴と聞いたら，それだけで椎骨脳底動脈循環不全を真っ先に考えること．

　これであたらずといえども遠からずである．

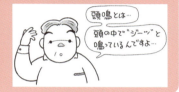

5）既往歴の聴取

●過去のめまい歴
●乗り物酔い（乗り物酔いしやすい人はめまいを起こしやすい）

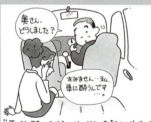

"乗り物酔いをする人は めまいを起こしやすい!!"

●中耳炎（真珠腫性中耳炎から炎症が内耳に波及してめまいを起こすことがある）

- むち打ち症（頸性めまいの原因となることあり）
- 頭部外傷（外傷直後に迷路振盪によるめまいが起こることがあるが，良性発作性頭位めまいの形をとって頭部外傷後 20～30 年してからめまいが起こることもある）

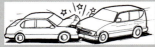

- 音響外傷（銃を撃ったことのある人や，現在銃を時々撃っている人に音響外傷が原因で良性発作性頭位めまいが起こることがある）

- 頸椎牽引歴（頸椎の牽引がかえってめまいを誘発することがよくあるので注意）
- 最近の抜歯 [→Spot Information 33]

- SM，KM，EVM の使用の有無

次のⅡ項で日常行われている前庭平衡機能検査について簡単に説明したい（眼振などとてもみられないという先生方は飛ばして結構です）．このなかで特に重視したいのは頭振り眼振検査であり，これを実施することにより，眼振誘発率が高まり診断が容易になる（ただし，頸椎に問題のある患者や大脳にラクナ梗塞があるようなケースには行わないほうが無難）．

 Spot Information 33 抜歯後にめまいを伴う突発性難聴を発症！

ある歯科で抜歯 3 本を同時に施行され，その直後にめまいを伴う突発性難聴になった症例を経験したことがある．

II 平衡機能検査を行う順序

　平衡機能検査（表2，図38〜42）を行う際，まず両脚直立検査を開眼と閉眼で行い，次に足踏み検査を同様にして開眼と閉眼で行う．そして患者を坐位にして裸眼にて注視眼振を観察してから，フレンツェル眼鏡あるいは赤外線CCDカメラ下に自発眼振検査を行う．次にこの眼鏡をかけたままで必要時頭振り眼振検査を行い，その後，仰臥位にし，頭位眼振検査と頭位変換眼振検査を行う．

　頭振り眼振検査を行ったうえで頭位眼振検査ならびに頭位変換眼振検査を行うと，眼振の誘発率が高まり，診断に有利となる．めまいの診断においては，たとえめまいの症候が治まっている時期であっても，眼振さえ把握できればそれで診断ができる [→Spot Information 34]．

表2 めまい検査（平衡機能検査）

1. 両脚直立検査
2. マン検査
3. 単脚直立検査
4. 足踏み検査
5. 歩行検査

2と3は鋭敏過ぎるので高齢者には向かない．4は一側性の前庭障害で偏倚現象を検出するのによい方法である．

6. 眼振検査
   ①注視時眼振検査
     (1) 注視眼振検査
     (2) 異常眼球運動検査（中枢性の異常眼球運動をみる）
   ②非注視時眼振検査
     (1) 自発眼振検査（フレンツェル眼鏡を使用）
     (2) 頭位眼振検査
     (3) 頭位変換眼振検査

（日本平衡神経科学会編：「イラスト」めまいの検査．診断と治療社，p8，1995より引用，一部改変）
頭振り眼振検査：潜在している眼振を誘発させる検査としては大変有用な検査．

| 1. 両脚直立検査 | 開眼 | 閉眼 |

| 2. マン検査 |
| 3. 単脚直立検査 |
| 4. 足踏み検査 | 開眼 | 閉眼 |

足踏み検査（真上からみたところ）

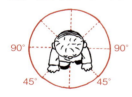

開眼と閉眼にてそれぞれ行うが 50 歩足踏みする方法と 100 歩足踏みする方法がある．

閉眼 50 歩の場合：
　身体方向の変化 45°以上の偏倚→陽性
閉眼 100 歩の場合：
　身体方向の 90°以上の偏倚→陽性とする．

| 5. 歩行検査 |

一定の距離を歩かせて右へ寄っていくか左へ寄っていくかをみる目的で開眼と閉眼で行う．

2 と 3 は鋭敏過ぎるので，一般に高齢者には向かない．
4 は一側性の前庭障害で偏倚現象を検出するのによい方法である．

図38 めまい検査

6．眼振検査

①注視時眼振検査
 (1) 注視眼振検査

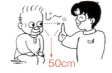

裸眼で眼前約50 cmの距離にある目標物を上下左右約30°側方視させて眼振の有無を観察する．

②非注視時眼振検査
 (1) 自発眼振検査

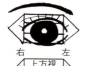

裸眼で正面視させて眼振の有無をみる．できるだけ暗室で検査する．

患者にフレンツェル眼鏡（赤外線CCDカメラを用いることもある）を装着したところ

被験者からは検者の眼や姿はみえないし，眼球が拡大されてみえるので，微妙な眼球運動を見分けやすい．

患者にフレンツェル眼鏡を装着し，正面視，左右側方視，上下方視をさせて，眼振の有無を観察する．

(2) 頭位眼振検査
　この検査は下図の①→⑥の順序で行う．

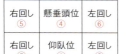

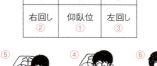

(3) 頭位変換眼振検査
　この検査は⑦→⑧の順序で行う．

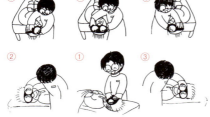

図39 めまい検査（図38の続き）

Spot Information 34　頭振り眼振検査とは

　狭義の自発眼振が認められない症例に対し行う方法で,頭を振る方向は水平方向,垂直方向があるが,普通は水平方向で行う.患者は坐位とし,フレンツェル眼鏡を装着後,閉眼させ,頭を30°前に傾け,水平方向に毎秒2往復の速さで30回,左右各45°の角度で医師が患者の頭を振る.頭振り終了後に眼を開けさせて眼振の状態を診る.この時患者によっては「いつもと同じようなめまいです」と言う人もいる.

　頭振り眼振検査の眼振誘発率はめまいを訴えて来院する人の約70%といわれているが,当院めまい外来では90%以上の印象がある.水平に頭を振って誘発されてくる眼振には,第Ⅰ相のみ眼振がみられる場合と第Ⅰ相と第Ⅱ相の両方に出現する場合と二通りある.この場合,第Ⅱ相目の眼振は第Ⅰ相目の眼振と反対方向に向かって出現する.

　眼振は多くは水平性で,左右の前庭機能のアンバランスを反映する(方法については文献[4]より引用).

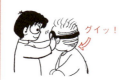
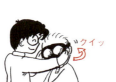
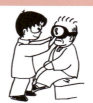

フレンツェル眼鏡を装着後,閉眼させ,頭を30°前に傾け,水平方向に毎秒2往復の速さで30回,左右各45°の角度で医師が患者の頭を振る.

図40 頭振り眼振検査

めまいを起こしたあとは内耳前庭系の左右のバランスのくずれが情報として潜在して残っている．

 頭を振ると

 めまいがない状態でも

 もう一度両側内耳前庭系が刺激されてその情報が前庭神経核に入り，その興奮が蓄えられる（いわゆる速度蓄積）．そして頭振りを停止すると前庭神経核から興奮（速度蓄積）が放出され，その際左右の不均衡があると，眼振が再現される．

図41 頭を振るとなぜ眼振が生じるのか？

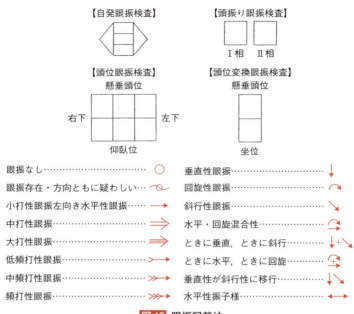

図42 眼振記載法

眼振は矢印の記号であらわす．

[日本平衡神経科学会編：「イラスト」めまいの検査，診断と治療社，p147，1995より引用]

Spot Information 35　中枢性を疑う眼振

右方をみると右向きの眼振となり，左方をみると左向きの眼振となる場合，それもかなり著明な場合は小脳や脳幹の病変を疑い，ただちに頭部CT，できればMRを撮ったほうがよい（ただし，あまり右端，左端をみさせると，極位眼振が出現することがあるので要注意．白目が隠れる程度でよい）．

しかも正面視で下向きの縦方向の眼振（下眼瞼向き垂直性眼振）をみたら，中枢病変を疑う．

上向き，または下向き斜行性眼振も垂直性と同じと判断するので，これも頭蓋内疾患を除外する必要がある．

Ⅲ 診断のコツ

1）詳しい病歴をとる

診断はそれだけでほぼ判明する.

①重要なことは，風邪症状が2週間〜1ヵ月以内にあったか？
——前庭神経炎（耳鳴を伴っていればこの診断名はつけない）

②上を向いた時にめまいがする，枕に頭をつける時，急に起き上がる時にめまいがする
——若い人なら良性発作性頭位めまい
——中高年者では椎骨脳底動脈循環不全を背景とした中枢性発作性頭位めまい（ただし例外はあるが）

③めまいとともに耳鳴，難聴が増強し，めまいの消退とともに耳鳴，難聴も改善
——メニエール病が疑わしい（ただし1回限りのめまいではメニエール病とはいわないので注意，高齢者のメニエール病もまれなので注意）

④中高年者のめまい，特に危険因子を1つ以上抱えている人
——まず椎骨脳底動脈循環不全を先に考える

⑤循環器疾患の患者がめまいを起こしたら
——椎骨脳底動脈循環不全かまたは椎骨脳底動脈循環不全を背景とした中枢性発作性頭位めまいの確率が高い（頻度は多くないが内耳性のこともある）

◆頭蓋内疾患を見逃さない!!
◆頭痛，しびれ，複視，構音障害を聞き逃さない！
◆降圧薬を飲んでいる患者のめまいは特に注意!!

代謝疾患，電解質異常，膠原病のめまいについて成書の記載は少ないので注意.

◆甲状腺の患者のめまいは——循環器系の障害があるので→椎骨脳底動脈循

環不全を考える

◆膠原病の患者のめまいは——血管炎を基盤とした椎骨脳底動脈循環不全を疑う

2）末梢性と中枢性の区別

区別困難な場合は，特に中高年者ではまず先に椎骨脳底動脈循環不全を考えればあたらずといえども遠からずである．

中枢性（頭蓋内疾患による）めまいについては，

①救急患者として診る場合

②外来で時間的余裕がある場合

の二通りがある．

①の場合，大脳病変を含め，脳幹，小脳の出血や梗塞を見逃さないこと．

回転性めまいに加えて複視，後頭部痛，しびれ，構音障害のいずれか，頻回の嘔吐があれば，ただちに頭部CT（可能ならMR）を撮ること．

救急患者で呼ばれて行って，血圧が高かったり，患者が左側臥位または右側臥位をとり，仰臥位を拒む場合（脳幹，小脳に問題のある時，患側を下にしやすい．逆に内耳が関与している場合，一般的に患側を下にすると，かえってめまいがするので，患者は患側を上にしやすい．例外はあるが）も注意．体幹失調，ふらつきが強い場合は中枢病変（特に小脳）を考慮し画像検査を行う．

②ふだんの外来においても，複視や後頭部痛，しびれのいずれかを伴う場合は必ず頭部MRIをチェックしておく．中高年者のめまいは，特に初診時には複視や後頭部痛を伴わなくても一度は頭部MRI，MRAを撮っておきたいものである．

めまいと高血圧の両方を持っている人は，そうでない人に比べて，無症候性脳梗塞や虚血性変化が高率にみつかるとの報告がある．

もう一つ重要なことは聴神経腫瘍を見逃さないこと．それには頭部MRIがよい．頭部単純CTでは発見できない!!

3）高齢者のメニエール病

一般臨床で診るめまいについては，耳鼻咽喉科の外来は別として65歳以上

の高齢者のメニエール病はほとんど考えなくてよい．

ただし，若い時にメニエール病と診断され，そのまま高齢になった場合は例外．

4）中高年のめまい

特に肥満，脂質異常症，糖尿病，高血圧などを合併する場合，脳卒中，心筋梗塞の前兆になり得ることに注意を払う．

めまいを起こし，メニエール病と診断され，その後3日後に死亡した症例や数ヵ月してから脳卒中で倒れた症例，さらに，やはり同様の診断で2～3年以内に脳卒中で亡くなった症例などの情報を患者の家族から得たことがある．

今後は高齢者が急速に増えていくなか，くれぐれも簡単に「メニエール病か，良性発作性頭位めまいでしょう．心配ないですよ」などと言わないようにしたいものである［→Spot Information 36, 37］．

5）高齢者の非回転性めまい，ふらつき

ふわっとする，ぐらっとするというめまい感を訴えた時は，起立性低血圧（高齢者の起立性低血圧を診たら，脳幹の血流低下，つまり椎骨脳底動脈系の血行不良があるとまず考える）や，動脈硬化を背景とした椎骨脳底動脈循環不全を考え，将来の脳卒中の危険性とその対策をも説明する［→Spot Information 37～39］．

Spot Information 36　末梢（内耳）性めまいと診断されやすいケース2例

40歳，女性．寝ている状態ですでに回転性めまいがあったという．近くの耳鼻咽喉科では，「内耳性のめまい」と言われ，受診．

閉眼での両脚直立検査と足踏み検査では，それぞれ後方と左後方へ倒れた（脳幹または小脳の病変を示唆），上方注視不全麻痺（上部脳幹の病変を示唆）が認められ，眼振は仰臥位正面で下眼瞼向き垂直性眼振が観察された．これらの所見から脳幹の病変が疑われた．

紹介先の総合病院では当日の頭部 MRI では異常なく，末梢（内耳）性めまいでしょうとのことであった．抗めまい薬にて平衡機能障害もめまいも消失したが，おそらく MR 画像では描出されないような微小血栓を含む脳幹の虚血病変が考えられた．寝ている状態で目が覚めたらすでに回転性めまいがしていたという症状は，一般的には末梢（内耳）性めまいを想起するが，例外のケースもある．

　もう 1 例は，48 歳，男性．回転性めまいを主訴に，めまいを専門とする耳鼻咽喉科を受診．「良性発作性頭位めまい」と言われたが，ふらふらが続き，来院．当科受診直前，一時的に左眼が斜めに下がったと話していた．これはおそらく斜偏位（skew deviation）（中脳，橋，延髄または小脳病変で出現）であろう．さらに 2 週間後には構音障害が一時的に起きたとのことであった．この患者は，喫煙と脂質異常症の二つの危険因子を抱えていた．

　これらの症状から椎骨脳底動脈領域の一過性脳虚血発作と判明．この場合，最初のめまいは「良性発作性頭位めまい」ではなく，動脈硬化からくる椎骨脳底動脈領域の血行不良に起因する「中枢性発作性頭位めまい」であったと考えられる．もし，最初のめまいが内耳の耳石が原因ということであれば，二元論になってしまい，不自然である．これは一元論的に考えるのが臨床の基本である．

　実臨床では一見末梢（内耳）性めまいのようにみえても，経過をみていくうちに中枢性の症状が明瞭になってくることは日常よく経験することである．

　めまい自体は抗めまい薬では治まらず，抗ヘルペスウイルス薬で治まった．血流障害にヘルペスウイルスの再活性化が上乗せされたものとみている．

【症例から学べるポイント】

◆危険因子を持つ中高年のめまいは，内耳が原因と思い込まないこと．まず「中枢性めまい」を疑う．

◆CT や MR の画像に異常がないからといって末梢(内耳)性めまいではない．

◆臨床医は経過を長くみていくことが大切．

Spot Information 37　めまい後6ヵ月して脳出血

異型狭心症の既往のある58歳の女性で，初診時に椎骨脳底動脈循環不全と診断し，めまいはよくなったので，その後経過をみていたが，6ヵ月後に脳出血を起こして片麻痺となり，急患で入院した症例を経験している．

Spot Information 38　軽いめまいでも眼振が認められる

ふわっとしたり，ぐらっとしたりするめまいでも，フレンツェル眼鏡や赤外線CCDカメラを用いてよく観察すると，眼振が認められることが多い．

Spot Information 39　軽度のふらふらするめまいでも小脳出血

67歳，男性．血圧200/110 mmHg，随時血糖265 mg/dL，HbA1c 9.5%で高血圧と糖尿病あり．一見末梢(内耳)性めまいを思わせる眼振であったが，頭部MRIにて左小脳に亜急性出血が認められた（**図43**）．

高血圧＋糖尿病は脳血管障害の予備軍なので，MR画像を撮る必要あり．

教科書的には小脳出血の3徴候は，①激しい回転性めまい，②強い後頭部痛，③嘔気，嘔吐といわれているが，軽度の非回転性めまいでも，小脳出血のことがあるので要注意である．

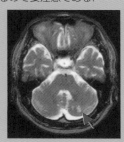

図43 頭部MRI，T2強調画像

Ⅳ 最前線の臨床医のための重要事項

　次に掲げる事項は，第一線の臨床医が実際にめまいを訴えて外来や救急室を訪れる患者を前にして，ぜひ注意しておきたい事柄をまとめたものである．

　その前に確認しておきたいのは，臨床の原点とは悩める人の苦痛をまず取り除くことである．したがって（遠）赤外線，低周波治療などの物理療法，東洋医学的治療，例えば鍼やお灸，人によっては気功でもめまいがよくなるケースもあるので，頭から否定しないことである．ただし救急患者は西洋医学的治療が最優先であることはいうまでもない．

---

①中高年のめまいは脳幹と小脳の出血，梗塞を見逃さないこと[→Spot Information 40]．

②明け方，複視，後頭部痛，嘔吐を伴うめまい患者を診たら，上記の疾患に注意．
高血圧で治療中の人はなおさら注意！

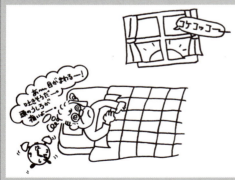

高血圧治療中の中高年の患者が未明に後頭部痛，回転性めまいを起こした時は，小脳や脳幹の出血あるいは梗塞を疑う．

③めまい以外の症状を聞き漏らさないように．後頭部痛（一側の耳後部痛を診たら，解離性椎骨動脈瘤を想起する）やしびれ，複視．一側の口唇と手のしびれは視床，中脳の病変（手口症候群）．

Ⅳ 最前線の臨床医のための 重要事項

　メニエール病やメニエール症候群という病名を安易に使わないこと［一見末梢（内耳）性めまいといえども脳幹，小脳の梗塞のことがある］．

　メニエール病のめまいは普通10分〜数時間程度は続く．一側性難聴と耳鳴の場合，聴神経腫瘍にも注意を払う．

　④救急外来や内科で頻度の多いめまいは，椎骨脳底動脈循環不全と中枢性発作性頭位めまい．頸椎に問題のある患者は良性発作性頭位めまいよりむしろ中枢性発作性頭位めまいを先に考える．

　一定頭位で何度でも起こるめまいには注意．

　脳幹や小脳の出血，梗塞，腫瘍などのこともある（悪性発作性頭位めまい）．

　⑤中高年者で意外に多いのが，従来からいわれているような典型的な「頸めまい」とまではいかないが，変形性頸椎症，ストレートネック，後彎を背景とした椎骨脳底動脈循環不全．盲点は首にあり．

　⑥めまいの診断は病歴聴取と眼振にあり．

　⑦要注意！　本人はふわっとした，ぐらっとした，立ちくらみなどと言っていても実は眼振検査で眼振が認められることがよくある．高齢者で圧倒的に多い椎骨脳底動脈循環不全，眼前暗黒や後頭部痛．場合によっては脳卒中の前兆のこともある‼［高齢者のめまいを簡単に末梢（内耳）性と思い込まない］

　⑧CTを過信しないこと．わかるのは中等大以上の腫瘍，梗塞と出血．中高年のめまいでは頭部MRIと頭・頸部MRAのチェックが重要．安易に良性発作性頭位めまいと考えていると，後日の頭部MRI，MRA，頸部MRAで思わぬ重大病変がみつかることがある．

📖 Spot Information 40　高齢者は軽いめまいでも要注意！

　69歳，男性．降圧薬内服中，くらくらするめまいにて受診．頭部MRIで橋に陳旧性の小出血が発見された（図44）．高齢者はリスク因子が一つでもあれば，特に初診の場合，頭部MRIを調べておくほうがよい．

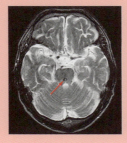

図44 単純頭部MRI

Coffee Break 2　著者のめまい，耳鳴，耳閉感の経験
一年齢が進むと首との関連が目立ってくるー

著者自身のめまいの経験を述べさせていただくと，

①20歳代の時は，内耳が主体と思われる純粋の回転性のめまいだった．

②33歳頃の，ある晩アルコールを飲んだ後，夜中に目を醒ましたら，両方の内耳でザーザーと激しい，まるで滝の音のような音がしていた．

めまいはなかったが，自分の耳鳴に気づいたのである．

徐々に治まってきたが，後で考えると一時的に脳底動脈の循環不全を起こしたのかも知れない．

③41歳の時は学会で海外に行った時だったが，後頭部が重く，肩が張って，嘔気を伴う回転性のめまいで（若い時ほど強いめまいではなかったが），耳鳴はなかった．

④40歳代半ばの時のめまいは，前の晩，ソファの肘掛に頭をのせて，頸部を強く前に曲げた格好でテレビを長時間みていた．

翌日になって，起きようとしたら，ぐらぐらするめまいが起こり，嘔気も伴ったので1日寝ていた．これは首からきためまいだなと直感した．めまい発作はその時に起こるとは限らない．翌朝起きる場合もある．

自分でオーダーして撮った頸椎X線で第6頸椎の変形が認められた．

20歳代から時々耳鳴"キーン"，耳閉感，難聴が右にきたり，左にきたりしているが，多くは首を左や右にねじった時や，前に傾けた時に特に感じる．とにかく若い時から首・肩こりが非常に強い．

では同じ首の位置で必ず起こるのかというと，そうではない．

意識的に首を曲げる時は，何も起こらないのである．

そしてうっかり無意識に首を曲げる時に，突然起こるのでやっかいである．

そこで，いよいよこのまま聞こえなくなれば，自分は突発性難聴だなと思っていると，自然に消失し，ああよかったなと安堵するのである．

以前，後縦靱帯硬化症で両側の突発性難聴になった患者を経験したことがある．

頸椎の異常や首・肩こりは椎骨脳底動脈系の循環に影響するのだなと改めて自分自身で認識した次第である．

もう一つ,

⑤ある日銀行において,窓口から名前を呼ばれて椅子から立ち上がって読んでいた週刊誌を脇の椅子に置くつもりで首を左にねじった途端,右後方へよろけてしまった.

幸い倒れ込むことはなかったが,自分では首をねじった時に一時的に椎骨脳底動脈系の血行不良を起こしたのではないかと考えた.でも,若い時から電車のつり革につかまって,首から上の姿勢を正しく保とうとすると,同じ側の手先のしびれや,循環障害を起こすことはよく経験していた.

つまり頸椎症あるいは胸郭出口症候群があるのだろうが,若い時は内耳が主体のめまいも起こしやすいし,中年以降は本幹の椎骨脳底動脈系の血行障害のほうが主体となってくるのであろう.例外はあるだろうが.

同じ人物でも風邪症状が時と場合,年齢によって違うごとく,年齢や動脈硬化の程度,脂質異常症,糖尿病,高血圧,肥満などの生活習慣病による血行動態の変化に応じて,病変の主座が変わってくることはあり得ると考えている.

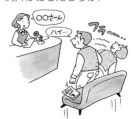

第一線の臨床医のための めまい診療の進め方

「木を見て森を見ず」ではなく「森を見てから木を見る」の心構えで診療を進めていく．

一方で「森を見て」おいて（脈の触診，心疾患の有無，甲状腺の触診，簡単な脳神経の検査など），「木を見る」ために眼振検査を含む前庭機能検査を行う．

まず医療面接（問診）が重要．

めまいの診断は医療面接（問診）だけでほぼ見当がつくといってもよいくらいである．

1 内科でよく遭遇するめまい

内科でよく遭遇するめまいは椎骨脳底動脈循環不全，中枢性発作性頭位めまいの順である（いわゆる頸性めまいは椎骨脳底動脈循環不全とほぼ同義とみられている［→Spot Information 41］）．

めまいはメニエール病や良性発作性頭位めまい，前庭神経炎だけではない!!

メニエール病は内科めまい外来 1987 年 1 月から 2003 年 6 月までの 16 年 6 ヵ月間の全めまい総数 3021 例中 18 例，0.6％にすぎない（ちなみに耳鼻咽喉科でのメニエール病の確率は 5〜10％程度）［→Spot Information 42］．

1）椎骨脳底動脈循環不全は過去 16 年 6 ヵ月間で 56.9％
2）中枢性発作性頭位めまいは過去 16 年 6 ヵ月間で 27.9％

1）椎骨脳底動脈循環不全

めまいは回転性だけでなく，下を向いた時にめまいがする，ふわっとする，ぐらっとする，頭が後に引かれるといったように多種多様である．

椎骨脳底動脈循環不全では，前庭神経核も内耳もともに血流障害に陥る．症状がめまいだけのケースや，めまいにプラスして両耳で耳鳴や耳閉塞感を訴える患者もいる（病変の主座は前庭神経核にあるが，内耳も関与しているという程度）．

それゆえ前庭神経核と内耳のどちらに病変の主座があるかは，個々のケースによって違ってくる．

Spot Information 41　変形性頸椎症とストレートネックが原因の頸性めまい

55歳，女性．回転性めまいにて総合病院内科に搬送入院．頭部MRIは異常なしとのことで，「更年期障害に伴うめまい」と診断された．めまいを専門とする医療機関でも同じ診断で約1年通院．時々回転性のぐらっとするめまいがあるとのこと．パソコンを一日8時間以上操作し，肩こり，首こりが著明で，首と肩は板のように張っていた．

頸椎X線でストレートネックと変形を認めた．首の下方の圧痛あり（いわゆる首の付け根の筋の圧痛）．上を向くとめまいを起こしやすいと言っていたので，坐位正面とさらに坐位後屈にして血圧を測定．後屈位では収縮期血圧が18 mmHg下降した．脳幹の血行不良による血圧調節中枢の機能障害がふだんから存在すると判断された．頭位眼振検査にて左下頭位でわずかの回旋性眼振あり．

【ポイント】
◆「頭部MRIが異常なし」＝「末梢（内耳）性その他のめまい」ではない！　頸部の症状（首・肩こり）と所見（頸部の圧痛）が重要である．
◆この患者の更年期はすでに終わっていたし，ホットフラッシュもないので，これは否定される．
◆血圧変動があるのは，椎骨脳底動脈領域の血行不全による脳幹の血圧調節中枢の機能障害のためである．
◆首こり，肩こりがあって上を向くとめまいがすると聞いたら，「頸性めまい」を疑い，うつむき姿勢で長時間作業していないか聞き出すことが診断につながる．

大多数のケースは病変の主座が前庭神経核にあり，内耳に病変の主座があるのは少数例である．

内耳に病変の主座があるケースは左もしくは右耳で，あるいは両耳で音が響くと訴え，難聴（高音域とは限らない，低音域のこともある．この場合は内耳水腫も起こしていると考える．それに高齢者では本人が難聴に気づいていないこともある）を伴うこともある．

内耳に病変の主座がある場合は下記の理由による．

内耳動脈は脳底動脈から前下小脳動脈を介して内耳に至るかあるいは直接枝分かれしていく終末動脈なので，本幹の動脈が循環不全に陥れば当然その分枝は循環不全になる．

そして例えば右の椎骨動脈の屈曲，蛇行，動脈径が左に比べてはるかに細いなどの理由で血流が悪ければ，脳底動脈に合流後も，右側の血流が悪いまま内耳へ流れていく傾向があるといわれている（頭部 MRA で時にみかけるが，脳底動脈合流直前で左右の椎骨動脈が交叉しているケースもある．その場合は反対側の左の内耳の血流が悪くなる）．

それゆえ右の内耳動脈の血流不全を生じ，内耳機能の左右差をも起こしてくる．

Spot Information 42　内科めまい外来と耳鼻咽喉科のめまい外来との差異

多くの成書には耳鼻咽喉科のめまい外来での統計データが記載されている．

ここでは内科において遭遇するめまい疾患の確率を示してある．内科では当然動脈硬化を背景にした中高年のめまいが主体となってくる．

しかも著者は患者がキャンセルするか，金属が体内に入っていて頭部 MRI，頭部 MRA，頸部 MRA を撮れなかった人以外は全症例を検査してきた．

特に頸部 MRA を撮ることによってこうした結果がより明らかとなり，ギャップが出たのである．

各種めまい疾患の遭遇する確率という点で，一般内科と耳鼻咽喉科の間で違いがあることを日常診療上痛感している．

V 第一線の臨床医のためのめまい診療の進め方

この結果，方向固定性眼振を生じ，一見内耳性のめまいと同じような所見になると考えられる．

2）中枢性発作性頭位めまい

内科では椎骨脳底動脈循環不全を背景とした中枢性発作性頭位めまいが多い（良性発作性頭位めまいが圧倒的に多いといわれているが，中枢性が混同

〜臨床医のためのめまい診療での注意点〜
①心循環器系疾患の有無を診る．
脈を診て心音を聴取するのは基本．頸動脈狭窄の有無を診るため，ブルーイの聴取もしておく．
（頸動脈狭窄はブルーイが聴取されていても，スクリーニング目的の頸部MRAで指摘できないこともある→頸動脈エコーが必要）
胸部X線，心電図は必要時．
②血圧測定して起立性低血圧の有無を診る（臥位と立位を比較）（多忙な外来では坐位と立位でも可）．
起立性低血圧があれば脳幹の循環障害，つまり椎骨脳底動脈領域の循環不全があるらしいとまず判断できる．
③採血して貧血，血糖，一般生化学をチェック（Hb値正常，フェリチン値低下の潜在性貧血でも軽度のめまいが生じることもある）．
低血糖が椎骨脳底動脈系の循環不全の引き金になることもある．多血症や血小板増多もまれにめまいの一因となる．
④血沈，場合により抗核抗体を調べておく．
膠原病による血管炎からくる椎骨脳底動脈系の循環不全もある．
⑤内分泌疾患の有無．
甲状腺機能亢進症，低下症に伴うめまい，まれに褐色細胞腫（変動する血圧によるめまい），シーハン症候群（低血圧によるめまい）でもめまいが起こる．
症例：68歳，男性．常に歩行時に不快なふらつきが持続し，寝ている時は問題ないという症状で来院．他院での頭部MR検査は正常．「このようなめまい感は治りにくい」といわれたとのこと．別な施設での甲状腺機能検査にて機能低下が判明した．甲状腺機能低下症に伴うめまい，頭痛もあり得るので要注意である．
⑥頸椎症の有無．
変形性頸椎症，ストレートネック，後彎→椎骨脳底動脈循環不全によるめまいのパターンは意外に多い［→Spot Information 41］．最近はスマートフォン，携帯電話，ノート型パソコン，うつむき姿勢をとらざるを得ない趣味（編み物，縫い物，読書，鎌倉彫など），仕事（書き仕事，工場のラインなど）などで，ストレートネック，後彎の人たちが増えている（20歳台でも後彎になっている人もいる）．

されている可能性あり）．

　診断は医療面接（問診）と眼振所見でほぼ診断可能である．

　つまり一定の頭位をとった時のみ回転性めまいが起こる．多くは寝たり起きたりした時，あるいは上を向く時めまいがするということでほぼ診断がつく（詳細は「めまい診療 概論」p11 を参照）．

　3 番目に内科で遭遇する機会が多いのは，循環器系疾患を背景としためまいである．

3）循環器疾患を背景としためまい

　全めまい症例の 4.4％．

　徐脈，頻脈，洞不全症候群，WPW 症候群，房室ブロック，上室性，心室性期外収縮，ペースメーカーを装着中の患者，冠動脈虚血性疾患の患者で，椎骨脳底動脈循環不全（定方向性眼振）か，またはそれを背景とした中枢性発作性頭位めまい（方向交代性眼振）によるめまい（回転性，くらくら，ふわふわ）を呈する．

　著者は完全房室ブロックによるめまい，心室性期外収縮が背景にある中枢性発作性頭位めまい，狭心症が背景にある中枢性発作性頭位めまい，発作性心房細動による中枢性発作性頭位めまい（いずれも眼振がしっかり存在する）を経験したことがある．循環器疾患によるめまいは回転性ではないと記載されている成書をみかけるが，必ずしもそうとは限らない．決して多くはないが，回転性めまいのこともある．

　ここで末梢・内耳性めまいを取り上げておく．

4）末梢性あるいは内耳性のめまい

　内耳が関与するめまいは，難聴，耳鳴，耳閉感を伴うことが多い．時に音声が割れて聴こえるという症状を訴えることもある．

　しかしながら，中高年者のめまいを簡単に末梢（内耳）性と考えないこと！！

　ただし，椎骨脳底動脈循環不全があり，二次的に内耳水腫を起こしてメニエール症候が出現することがある．

①メニエール病

　めまい発作に伴って耳鳴や難聴が悪化あるいは軽減・消退したりする場合

(めまいと連動する),初めてメニエール病を考える(ただし1回限りのめまいはメニエール病とはいわない!!).

めまいを繰り返して初めてメニエール病といえる(めまいを繰り返して最後は高度難聴に陥ることが多い,多くは一側性).

少なくとも内科では,高齢者のメニエール病は決して多くない!!(メニエール病は耳鼻咽喉科の専門外来でなければめったに来ない).高齢者のメニエール病は,著者の経験では3021例中3例にすぎない.

しかも全員若い時に発症し,発作が再発してきた症例である.

②突発性難聴

回転性めまいにプラスして,どちらか一方の耳に,ある日突然強い耳鳴と難聴が出現した場合,突発性難聴に伴うめまいを考える.

この回転性めまいは多くは1回限りである!!

ただなかにはふわふわ感のようなめまい感が続くこともある.

ただしはじめのうちは突発性難聴と考えていたが,つまり難聴,耳鳴のみの症状であったのに,少し後になって本格的に反復性回転性めまいを起こしてくることがある.つまり突発難聴で初発するメニエール病のことがある.

③良性発作性頭位めまい

時にみかける耳鳴,難聴を伴わないめまいは,良性発作性頭位めまいを考える.これは医療面接(問診)と眼振所見で決定される.

つまりその患者にとって一定のめまい頭位をとった時に回転性めまいが起こりやすい.

多くは寝たり起きたりした時,あるいは上を向く時めまいがするということでほぼ診断がつく(眼振は中高年の中枢性発作性頭位めまいの症状とほぼ同じで頸椎X線,頭・頸部MRAまで施行しないと区別はつきにくいが,若年者の場合は良性発作性頭位めまいを考えたほうがよい).眼振所見についての詳細は文献[5,6,7]を参照されたい.

④前庭神経炎

もう一つ,耳鳴,難聴のないめまいとして,2ないし4週間以内の風邪の既往を聞き出すことで前庭神経炎を疑う.ただし最初に記載したが,今まで

前庭神経炎は内耳性とされてきたなかに，脳幹部の梗塞（前庭神経核周辺の小梗塞）が意外に多いということが，いわれている[8]．

それゆえ，めまいのみ訴えて受診する中高年の患者，特に糖尿病，高血圧，脂質異常症，肥満，喫煙などのリスク因子を一つでも抱えていれば，「末梢性の前庭神経炎でしょう」と簡単に診断しない．特に高齢者は種々の合併症を抱えているので要注意！

⑤ウイルス性疾患に伴って起こる内耳性めまい

代表的なものは以下である．

・耳性帯状疱疹
・流行性耳下腺炎に伴う耳鳴，難聴，めまい

2 内科で遭遇するその他のめまい

1）甲状腺疾患に伴うめまい（0.2％）

甲状腺機能亢進症では頻脈，心房細動でめまいが起こる．

甲状腺機能低下症でも心拍出量の減少でめまいが起こる．

いずれにせよ甲状腺疾患に伴うめまいは，循環器の障害を起こして，このために椎骨脳底動脈系の血行不良を生じた結果，めまいを起こす．

2）慢性呼吸不全に伴って起こるめまい

低酸素が関係している（前庭神経核は低酸素に弱い）と思われるが，多くは椎骨脳底動脈循環不全を背景とした中枢性発作性頭位めまいの形をとる．

3）脳血管障害性パーキンソニズム

特に高齢者で多発性脳梗塞がある人では，不安定感や，前方へ転倒しやすくなり，このことをめまいとして訴えることがよくあるので注意．しかし時には，脳循環障害によると思われる軽いくらくらとかふわふわするめまい感を合併していることもある．

このような場合にはめまい感を取り除くことは可能である．

4）大脳性のめまい

まれに大脳性のめまいもある．内頸動脈狭窄によるめまい，前大脳動脈閉

塞による中枢性発作性頭位めまい（方向交代性下向性眼振が観察された），中大脳動脈閉塞によるめまい，側頭葉の動静脈奇形による回転性めまい，後日多発性硬化症が疑われた回転性めまいを初発症状としたケースも経験した．フレンツェル眼鏡を装着して注意深く眼振を観察すれば，大脳性めまいであっても眼振は存在するし，方向固定性眼振，方向交代性眼振いずれの眼振も認められる．

5）妊娠中に起こるめまい

妊娠初期に軽いめまい感を訴えることがある．16年6ヵ月間3021例中，3例経験した．このうち1例は良性発作性頭位めまいであった．

原因は低血糖で起こるという説もある．

6）眼科的なめまい

患者からよく「眼鏡が合わなくてめまいを起こすこともあるのでしょうか？」という質問を受けることがある．

高齢者で老眼鏡が合わなくて，ぐらつきのようなめまい感を訴えることがある［→p27, Spot Information 21］．

3　めまいで最終的にしておくことは

できれば病院に紹介するなり，あるいは地域医療連携を利用して，頭部MRI，MRA，頸部MRAも撮っておく．中枢性眼振（上眼瞼向きの垂直性眼振は少ない．下眼瞼向きの頭蓋内疾患を疑う垂直性あるいは斜行性，純回旋性眼振など）がなければ画像検査は必要ないという意見もいまだ根強いが．

まず最近は頭は大丈夫かという患者のニーズがある．

神経学的にみて頭蓋内疾患を疑わせる所見がなくても，そして中枢性眼振（頭蓋内疾患を疑う眼振）がなくても，また良性発作性頭位めまいのようであっても，血管病変や頭蓋内疾患が後日みつかることは特に中高年者でよくあるので，頭部MRI，MRAは必要である．頭部CTのみ撮って異常なしとするのは，頭蓋内疾患見逃しのリスクが高いので注意．良性発作性頭位めまいなら頭部CTも必要なしとする意見もあるが，患者のニーズに沿っておい

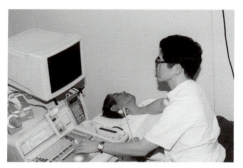

図45 頸動脈エコーを施行中

たほうがよい.

　頭部MRIでラクナ梗塞や虚血性変化が大脳に複数個みつかった場合,頸動脈カラードップラー法を用いてプラークの有無をチェックしておくほうがよい(図45)(カラードップラーがなければ,普通のエコーの装置でも可能).

　なお,オプション的になるが,高血圧,脂質異常症,境界型を含めた糖尿病の患者でめまいを起こした場合,IMT(頸動脈内膜中膜複合体肥厚度)を計測しておくと,将来の脳梗塞や心血管イベントの予測因子として有用である.

　プラークを持っている人は脳梗塞になりやすいだけでなく,心筋梗塞のリスクも高い.

VI 状況別めまい診療

1 救急外来でめまい患者を診たら

1）救急車でストレッチャーで搬入された場合

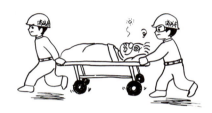

①体位は側臥位をとっているか→yes→脳幹，小脳病変を考え，脳血管障害を除外するため，ただちに頭部 CT できれば頭部 MRI と MRA を→様子観察も含めて入院．

②眼振を観察し（図46），後頭部痛，複視，しびれ（一側の顔面や一側上下肢，四肢末端あるいは口周囲），耳鳴，難聴，嘔気，嘔吐の有無を確かめる．

a．純回旋性 ↻, ↺
b．垂直性 ↓, ↑　　　　→ 脳幹小脳病変を除外するため，ただちに頭部 CT を→入院
c．方向固定性眼振
　・水平性→
　・回旋要素の強い水平性 ↻
　・または水平回旋混合性眼振 ↻

↓

中高年者ならまず椎骨脳底動脈循環不全を疑う

図46 眼振

眼振が検査できなくてもめまい以外に後頭部痛，複視，しびれの三つの症状のうちどれか一つがある場合→入院．なければ，腎機能を確かめてメイロン®250 mL 1/2 ボトル＋プリンペラン® 1 A（嘔気，嘔吐がある場合）を投与して，めまいが治まれば帰宅可．

めまいが治まらなければ入院を考えるが，その前に血圧が下がっていなければセルシン®（5 mg）1 A を筋注［高齢者では（10 mg）1 A を打つと，血圧がダウンして死亡することあり］，さらにメリスロン®（1 錠，6 mg）2 錠，セロクラール®（1 錠，20 mg）1 錠，セファドール® 1 錠を処方し内服させてみる．こうするとめまいが治まって帰宅可能となることが多い．

若い患者なら末梢（内耳）性を先に考える．

例：良性発作性頭位めまい，前庭神経炎，メニエール病．

上記と同じ処置をして，めまいが治まれば帰宅可．治まらなければ入院．

◆ベッドサイドに立てるかどうかをみて，平衡障害が強ければ，画像を撮って入院へ．ただしストレッチャーで運ばれてくるような患者は相当めまいが強いはずなので入院させたほうが無難（どうしてもベッドがなければメリスロン®，セロクラール®，セファドール® を上記同様に内服させると治まって帰宅可能となることもある）．

◆いずれにせよ入院後は可能なら専門医に相談すること．

◆帰宅させる場合は，例えば次のような処方をしておく．

◆腎機能の悪い人へのメイロン® 投与は控えたほうがよい．

Rp）① メリスロン®（1 錠，6 mg）3 錠，セロクラール®（1 錠，20 mg）3 錠，セファドール® 3 錠，
② プリンペラン® 3〜6 錠（嘔気，嘔吐がある場合）

---

③後頭部痛，複視，しびれのいずれか一つまたは二つ以上あれば中枢性病変（頭蓋内病変）を疑う．

めまいに複視，あるいは四肢末端のしびれ（手袋靴下型）や口周囲のしびれが加わったらそれだけでメニエール病ではない．

複視は上部脳幹の，そして口周囲のしびれ感は脳幹の三叉神経核の虚血を意味する．

④脳血管障害以外，不整脈がベースにあるめまいにも注意を払う必要がある．

めまいで救急にて来院し，一見良性発作性頭位めまい（方向交代性水平性で水平半規管型）と同じ眼振がフレンツェル眼鏡下で認められ，脈の触診により不整脈があり，至急の心電図で発作性心房細動が確認された高齢女性のケースがある．

2 新患外来でめまいを診たら，あるいは再診で診察している人がめまいを訴えたら

プライマリーケアーでみるめまいの確率は，椎骨脳底動脈循環不全と発作性頭位めまい（広義）が圧倒的に多い．

メニエール病は全めまい症例の5～10％程度にすぎない（ただしこの確率は耳鼻咽喉科での数字）．内科では0.6％である．

1）めまいの診断はほぼ医療面接（問診）で決まる

美容院や床屋で，寝た時や起きた時に回転性めまいがあったと聞いたら→即座に発作性頭位めまい（広義）を疑う．ただし若い人なら→良性発作性頭位めまいを考える．

左あるいは右を下にした時，上を向いた時，頭を枕につけた時，あるいは起き上がる時などのめまいなら→やはり発作性頭位めまい（広義）を考える．

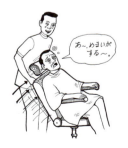
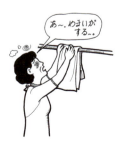

繰り返しになるが，若い人なら良性発作性頭位めまいを考える．中・高年者なら，動脈硬化→椎骨脳底動脈循環不全を背景とした中枢性発作性頭位めまいを考えたほうがよい．

中高年者では頭部 MRI でラクナ梗塞（小梗塞）を，頭部 MRA と頸部 MRA で血管病変をチェックしておいたほうがよい．特に糖尿病，高血圧，脂質異常症，肥満，喫煙などの危険因子を一つでも持っていたら，頭部 MRI, MRA, 頸部 MRA が必要である．

◆中枢性発作性頭位めまいは変形性頸椎症，ストレートネック，頸椎後彎や，陳旧性脳梗塞（特に小脳，脳幹の小梗塞），さらには心筋梗塞，狭心症，不整脈のような循環器疾患が背景になっていることもある．

◆ペースメーカーを装着している人が，回転性めまいや，軽い時はふわっとするとかぐらっとするというような，いわゆるめまい感を訴えて来ることもあるが，決して気のせいではない．フレンツェル眼鏡を用いてよくみると眼振が把握できる．

◆ペースメーカーが入っているような症例は，多かれ少なかれ椎骨脳底動脈循環不全があると考えても間違いない．

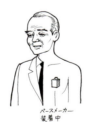

◆一つ付け加えておくと，発作性頭位めまい（広義）では，ふつうめまい時の耳鳴を伴わない（ただし以前からある耳鳴は考えに入れない．つまりめまい時の耳鳴増強がなければ有意とせず）．

循環器疾患を持つ患者がめまいを訴えたら，即，椎骨脳底動脈系の循環不全が少なくともあるなと頭に浮かんでくるようにしたほうがよい．たとえ回転性めまいであってもすぐに末梢（内耳）性と思い込まない．

次に中高年者のめまいの大部分を占める椎骨脳底動脈循環不全を短時間で判断する方法を示す．

2）3分で椎骨脳底動脈循環不全を見分ける問診法

次に掲げる症状の（ ）内に○をつけてみて，回転性めまい，ぐらっとするめまい，ふわっとするめまいにプラスして○が1個以上つけば椎骨脳底動脈循環不全を疑う．

◆逆にこれらの症状があればメニエール病やいわゆるメニエール症候群ではない！

●頭が後に引かれる感じ（ ）
●靴ひもを結ぶ時のように下を向く時めまいを起こす（ ）
◎つまり縦の変化でめまいを起こしやすい
●四肢末端（手先足先）のしびれ（手袋靴下型と称する）（ ）
●複視（ ）
●霧視（景色に霧がかかったようにみえる）（ ）
●眼前暗黒（ ）[→Spot Information 43]
●発汗（冷汗）（ ）
●短時間の一過性の意識消失，または前失神（presyncope）（ ）
●比較的強い後頭部痛（ ）
●両側耳鳴，頭鳴（ ）

下の二つのイラストは，縦の変化でめまいが起こることを示しているので，重要な診断のコツである．

「頭が後へ引かれる」と聞いたら，小脳・脳幹の病変や，椎骨脳底動脈循環不全を思い浮かべる．

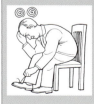

下を向くとめまいを起こす．

●異常血圧（高い場合と低い場合がある）（　）
　めまい発作で必ず血圧が上昇するとは限らない．なかには下がるケースも存在するので注意が必要である．
●口周囲しびれ感（　）

3）診察時のオーダー，投薬，注意事項

　前庭機能検査を行う余裕がなければ，医療面接（問診）である程度見当をつけてから，一応，自発眼振をみて，また，たとえ眼振がわからなくても専門医に紹介する．

　もし病院内であれば紹介する前にオーダーしておく検査（ただし可能な範囲でOK）は以下である．

①頸椎X線，4方向または6方向
②頭部MRI（単純CTは大きな脳梗塞と脳出血は診断可能で，小さな梗塞や脳腫瘍を発見するのは困難）[→Spot Information 44]

> ### Spot Information 43　　眼前暗黒という症状を軽視しない！
>
> ①76歳，女性．めまい発作後7年6ヵ月して脳出血で急死．
> 　眼振所見からは良性発作性頭位めまいと診断されそうだが，ふわっとする軽いめまいと，障子のさんが縦に揺れたとのことから，垂直性の眼振が出ていることも考えあわせ，中枢病変を疑う必要がある．
> 　その後，このケースは眼前暗黒（後頭葉の虚血を示唆）や意識消失（椎骨脳底動脈循環不全に伴う短時間意識を失うことで脳幹網様体の虚血を意味し，syncope，失神という）を2回経験している．
> 　さらに頸部MRAで右椎骨動脈が左に比べて細い所見が認められた．
> 　椎骨動脈径の左右差のある人は椎骨動脈の血流速度の左右差から生じる脳底動脈合流後の乱流からの血行不良による（前庭神経核と内耳の血行不良に起因する）めまいを起こしやすい．
> 　しかも，眼前暗黒，意識消失を起こしていた．
> 　このようなケースは中枢性発作性頭位めまいであり，つまりめまいに眼前暗

黒や意識消失を伴うような人は将来的に脳卒中を起こすことが予想されるので要注意である.

ちなみにこの症例は，将来，脳卒中の危険性があることを，死亡する前年に娘さんに話をしておいた．

②76歳，女性．頭位変換時の回転性めまいと眼前暗黒を伴うめまい後，1カ月して構音障害，四肢の不全麻痺をきたして救急車で搬送されてきた．初診時の眼振所見は，良性発作性頭位めまいと同様であったが，一元論的に考えれば，最初の診断は内耳に原因があるのではなく，中枢性発作性頭位めまいである．眼前暗黒は後頭葉の虚血を意味するので，めまい発作後の注意深い経過観察が重要であることを再認識した．

Spot Information 44　MR 画像が必要なめまいのケース

①ストレッチャーで搬送される重症感のある患者

②医療面接（問診）で複視，しびれ，後頭部痛（耳介後部痛も含む），構音障害，失神，いずれか一つでもある場合．

③とにかく高齢者または糖尿病，高血圧，脂質異常症，心房細動，喫煙，内臓肥満などの危険因子を一つ以上持つ中年の患者．

④特に糖尿病＋高血圧の患者は脳血管障害予備軍といわれている．

⑤入室時のガニ股歩行，立位にすると高度の平衡障害がある場合，さらに歩行障害を認める場合．

そして処方する薬は以下である（一処方例に過ぎないが）．

```
Rp）①メリスロン®（1錠，6 mg）    3錠
    セロクラール®（1錠，20 mg） 3錠
    またはサーミオン®            3錠
    ②セファドール®              3錠
    ③プリンペラン®              3〜6錠（嘔気，嘔吐がある場合）
```

その他の注意事項を挙げておくと，

◆30歳以上の人は頸椎 X 線をみておくことは非常に重要（特に高齢者は頸椎

X線が必須．昔の教科書にはしっかりと記載されている）．
◆プライマリーケアーで救急医や内科医がメニエール病にあたる確率は非常に少ない（これは重要！）．
◆前庭神経炎の原因の一つはウイルスではないかといわれているので，2週間から1ヵ月以内に風邪にかかったことがあるかどうかが参考になる．
そして耳鳴がないことが前提である．
◆中高年の回転性めまい患者の血圧がふだんより異常に高い場合，高血圧によるめまいと診断してはならない．脳幹の血管運動中枢は前庭神経核に近接しているので，脳幹の循環障害があればめまいと血圧上昇は起こり得る．
◆高齢者のめまい患者で，血圧が200 mmHg以上となっていても降圧薬で急激に下げないほうがよい．さらに梗塞を増やすことになり得る．
◆中年またはより若い患者で一側性の耳鳴が続き，難聴もあるという時は聴神経腫瘍を疑う．ただし確率は非常に少ない．

VII 今日から役立つ！めまい診療の実践テクニック

1 眼振以外のめまい診断へのアプローチ

　第一線のめまい診療において「眼振を把握するのは簡単ではない．ほかにコツはないものか」と考える方がいらっしゃると思われる．
　そこですべて省略して，次のように簡単に三つのことを考えるとよい．
　そして診断名にこだわらないことである．

　①若い人のめまいは基本的に末梢（内耳）性めまいを考慮する．

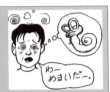

　②中高年者のめまいは，何らかの危険因子を抱えていることが多く，動脈硬化を背景にしている可能性が高いので，椎骨脳底動脈系の血行不良があることを念頭に置く．
　頭位変換時のめまいがあるからという理由で，あまり簡単に内耳が原因の良性発作性頭位めまいと判断しないようにする．

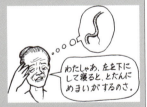

　③外来でよく診る内科疾患，具体的には循環器疾患，甲状腺疾患，膠原病，その他貧血，低血糖，高血糖，電解質異常，脱水（特に高齢者）などに伴うめまいを除外しておく．最終的に頭部 MRI, MRA を調べて聴神経腫瘍，その他の脳腫瘍や脳血管障害を見逃さないように注意を払う．
　最近は高齢化の急速な進行に伴い，鎖骨下動脈狭窄や，頸動脈あるいは椎骨動脈の狭窄，閉塞などの血管病変も時にみかけるようになった．めまいといえども頸部 MRA によるチェックの必要性が高まりつつある．

2　臨床医のためのめまい処方

　救急外来でめまいを診る時のコツは95頁に記載したが，多忙な外来でめまいを診る時に，検査や詳細な医療面接（問診）をしている余裕はない．

　最前線医療においては，診断名にかかわらず，めまいの処方は大幅には変わらないのでご安心を．

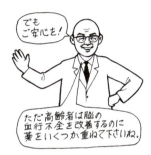

軽いフワッとするようなめまいには

1．Rp）メリスロン®（1錠，6 mg）3ないし6錠/日　3×

この処方でよくなってしまう症例もある［→Spot Information 45］．
回転性めまいや，メリスロン®だけで効果がなければ，

📻 Spot Information 45　薬はサジ加減

　一般的にメリスロン®は3錠/日では効きがよくない．
　6錠/日にして初めて効果が出てくる人が多い．
　内服だけで不十分なケースには，メイロン® 40〜60 mLを静注．
　効果がなければ，腎機能が悪くないのを確かめたうえで，メイロン® 125 mLを点滴する．

> セファドール®3錠/日　3×を加える．

　中高年者のめまいは，多かれ少なかれ動脈硬化による脳の慢性循環不全が加わっているので，

> セロクラール®（1錠，20 mg）3錠/日
> またはサアミオン®3錠/日，3×を加えるのがコツ．

　ただしこれらを単剤で使うのではなく，次に具体例を示す．
　これらの脳循環改善薬だけではめまいがもう一つ治まりが悪いということがある．
　脳の循環障害といえども内耳の循環障害もあると考え，メリスロン®を併用する．
　これでよくなるケースが多い．つまり，

> 2．Rp）メリスロン®（1錠，6 mg）6錠/日
> 　　　　セロクラール®（1錠，20 mg）3錠，またはサアミオン®3錠/日，3×

　高齢者ではこれでもめまいがよくならないと訴える人もしばしばいる．その場合は，

> セファドール®3錠/日　3×を加える．

　脳循環改善薬のみではめまいが治まらない高齢者もいる．このような場合，脳代謝賦活薬としてアデホスを併用すると，よくなるケースもある．

> Rp）メリスロン®（1錠，6 mg）6錠
> 　　セロクラール®（1錠，20 mg）3錠
> 　　セファドール®3錠
> 　　アデホスコーワ顆粒10%　3 g/日，3×

　肩こりをしつこく訴える人もしばしばいる．そして肩こりを改善させると，めまいもよくなることが多い．

> 2の処方+Rp）テルネリン®（1錠，1mg）3錠またはミオナール®3錠/日，3×

これで効かなければ，

> 2の処方+Rp）テルネリン®（1錠，1mg）4錠/日，2×

それでも効かなければ，

> 2の処方+Rp）桂枝加朮附湯 7.5 g/日，3×

漢方薬にしてみる．

高齢者のめまいは，種々の投薬に抵抗することがしばしばである．

多くは起立性低血圧（一般に臥位と立位で 20 mmHg 以上の差のある場合をいうが，多忙な外来では坐位と立位でも可）を伴う．

そこで，

> Rp）メリスロン®（1錠，6 mg）6錠
> 　　セロクラール®（1錠，20 mg）3錠
> 　　セファドール®3錠/日，3×

上記処方に，高血圧の人には向かないが，

> リズミック®2錠/日　2×を追加することもある．

またはたとえ高血圧の人でも使えるものとして，漢方がある．

> 苓桂朮甘湯 7.5 g/日または半夏白朮天麻湯 7.5 g/日　3×

を追加して，やっとめまいがよくなることもある．最近は苓桂朮甘湯（りょうけいじゅつかんとう）より半夏白朮天麻湯（はんげびゃくじゅつてんまとう）のほうが効く人が多い．ただし効果が出るまで3週以上はみたほうがよい．

3 めまい患者のめまい以外の症状について

めまいの患者のめまい以外の症状については次のように対処するとよい.

1) 嘔気, 嘔吐

これらの症状はめまいにはほとんど必発なのでプリンペラン®を使用する.

例：メイロン® 125 mL＋プリンペラン® 1 A
内服なら Rp) プリンペラン® 6 錠　3×

人によってはナウゼリン®, プリンペラン®が嘔気に対し効果を示さない場合もある. このような時には小半夏加茯苓湯 (しょうはんげかぶくりょうとう) が著効する. この漢方薬とプリンペラン®を併用することもある.

2) しびれ

手袋靴下型の四肢末端のしびれが重要. これは糖尿病だけでなく, 頸椎症による頸髄障害で起こることが多い. 頸椎症があれば骨棘による直接圧迫, そこまでいかなくても, 栄養動脈の循環障害で起こりやすい.

片半身のしびれは当然脳の問題となってくる.

Rp) セロクラール® (1 錠, 20 mg) 3 錠　3×を処方しておくとよい.

上記のような脳循環改善薬がすでに処方されていれば,

Rp) メチコバール® (1 錠, 500 μg) 3 錠　3×を追加する.

3) 頭痛, 首筋の痛み, 頭重感

緊張型頭痛, 後頭部痛が多いが, すべてひっくるめて,

Rp) テルネリン® (1 錠, 1 mg) 3 錠　3×を処方.

(ただし, 強い後頭部痛を訴える時は, めったにないが, とりあえず頭部 CT を撮っておくほうがよい. そして後日頭部 MRI で確認しておくことが肝要).

漢方薬を使う場合, 片頭痛も含めて,

Rp）呉茱萸湯 7.5 g/日 3×を処方.

高齢者で高血圧気味の人の頭痛には，

Rp）釣藤散 7.5 g/日 3×を処方.

4）首・肩こり [→Spot Information 46]

首・肩こりを軽視しない．めまいにとっては重要な症状である．首・肩こりがあると，これにより異常に緊張した筋肉が椎骨動脈周囲の交感神経，ならびに血管を圧迫し，結果として椎骨脳底動脈系の循環不全を引き起こすためと考えられている[9]．

そして首・肩こりをとると，めまいもよくなることが多い．

Spot Information 46　めまいと首・肩こりには密接な関連がある

めまい患者はよく首すじのこりと肩こりを訴える．

肩こり→頸部筋の緊張→椎骨脳底動脈周囲の交感神経興奮状態→椎骨脳底動脈系の血行不良のパターンは，実地臨床上，頻回に遭遇する．ただし，頸椎の牽引療法でめまいが悪化するケースがよくあるので注意（適切な牽引療法と抗めまい薬の併用により，頸椎症が原因の頑固な中枢性発作性頭位めまいが治まった症例を経験している）．

Spot Information 47　セルシン® 投与は有効である

最初に記載したようにメイロン® 投与後，セルシン® を注射すると効果があるのは，自律神経障害部分に対してであり，なかにはセルシン® の内服だけで効いてしまう人もいる．

こういうケースは自律神経の要因の強い人であろう．ただし，セルシン® でめまいがよくなったからといって自律神経性と思い込まない．思わぬ重大疾患が隠れていることがある．

5）頭鳴

耳鳴は頻度が多いが，頭鳴は頻度が少ない．

しかし患者にとってはとてもつらいものである．

頭鳴は，頸部筋の緊張→椎骨脳底動脈を取り巻く交感神経の興奮状態→脳底動脈循環不全によるものと考え，

> Rp）テルネリン®（1錠，1 mg）3錠　3×を処方．

場合によっては，

> Rp）テルネリン®（1錠，1 mg）4錠　2×を処方．

時に漢方薬が効くケースもある．

> Rp）真武湯 7.5 g/日　3×

～めまい私の処方～

ここに掲げた処方はふだん著者が外来でよく使用している薬剤である．
めまいを専門にしている方々にとっては異論があるかと思う．
ここでは最前線の医療に携わっているめまいを専門としていないドクターを対象に記載しておく．

● 104～109頁に具体的なめまい処方を掲げたが，さらに追加しておきたい．

> Rp）メリスロン®（1錠，6 mg）3ないし6錠/日
> 　　セロクラール®（1錠，20 mg）3錠/日

としたが，セロクラール®は特に高齢女性で体重の少ない人には1錠，20 mgでは強すぎるといわれることがあるので，最初は（1錠，10 mg）3錠/日でスタートするとよい．

● 持続性のめまい・平衡障害は一筋縄ではいかないケースが多い．寝ている時以外は頭のなかでぐらぐらする，ふわふわするというようなめまい感，あるいは立っている時，歩いている時はいつもこうしためまい感が続くという症例には，トラベルミン®の筋注（ただし緑内障，前立腺肥大の人には禁忌）や，ナイクリン®（ナイアシンまたはビタミンB₃）1A（50 mg），または1/2Aを筋注または点滴静注すると有効なことがある．ただナイクリン®は末梢血管拡張作用により皮膚などに紅斑が多発することがあるので，ひどければ中止する．1/2Aならほぼ問題はない．注射に通えない場合は，ナイクリン®（1錠，50 mg）4錠/日あるいはニコチン酸アミド®（10％散）2 g/日の内服もよい．

- 漢方薬については，高血圧気味で頭重感や脳動脈硬化のあるような人には釣藤散がよい．高齢女性であったが，なかなかよくならないめまいに半夏白朮天麻湯を1年以上使用してやっと治したことがある．

  めまいに下痢を伴うとか，下痢しやすい患者，あるいは雲の上を歩いているようだと訴える人には真武湯（しんぶとう）が効果を示す．

  頭のなかでぐらぐら，ふわふわして何となくむかむかするという患者には茯苓飲合半夏厚朴湯（ぶくりょういんごうはんげこうぼくとう）もよい．

  肩こりが強く，テルネリン®では眠くて仕方ないという方には，桂枝加朮附湯（けいしかじゅつぶとう），葛根湯（かっこんとう）が効く．

- Ramsay Hunt症候群はヘルペスウイルスに起因する疾患なので，めまいが残存した症例に対し，1年以上経ってしまった場合は効果が薄いが，再度ファムシクロビルあるいはバラシクロビルを用いると効果を示す．なかにはめまいだけでなく顔面神経麻痺が少々残ってしまったケースに著効し，めまいも顔面神経麻痺も共に消失し，大変喜ばれたことがある．

- 著者はメニエール病のめまい，耳鳴，聴力低下，耳痛，耳閉感，音が耳に響く感じなどの症状に，患者の希望に応じて抗ヘルペスウイルス薬（ファムシクロビル，バラシクロビル，アシクロビル）を処方している．ファムシクロビル，バラシクロビルが劇的に効果を示すケースから，ある一定程度の投与期間を要する症例まで種々であるが，経験的にみても著効ないし有効である．さらに，ファムシクロビルやバラシクロビルの効果が今一つでも，アシクロビルに変更すると効果を示す場合もある．

  めまいに対する有効率は，当施設においては現時点で約90％であるが，耳鳴，難聴に対してはめまいに比べて効果は劣る．

4 外来でよく遭遇するQ&A

次のQ1～Q3は医師が診療の際に患者からよく質問される事柄である．参考になれば幸いである．

Q1 めまいと自律神経失調の関係について教えて下さい．

A 図47のごとく，自律神経障害部分と循環障害部分とが重なり合ってめまいが起こります．そしていずれかが主体となってめまいが起こると考えられます（腫瘍は別として，梗塞，出血などの器質的障害が引き金となり，それに伴って循環障害が起こる場合も含まれます）．ただ，場合によっては自律神経障害や循環障害にウイルスその他の炎症が加わる人もいます．

どちらの部分が主体になるかは，個人差があります（同一人物ですら，どちらの成分が主体になるかは，発症年齢やめまいを起こした時の状況，経過の時期によって微妙に違ってきます）．

Q2 理論はわかりました．では治療についてはどうなのでしょうか？ どちらが主体になるかで治療が変わるのでしょうか？

A 一般に中高年のめまいは，循環障害が主体のめまいですので，循環改善薬でよくなることが多いです．

頭のなかでぐらぐらするのが最後までとれないという場合など，自律神経障害部分の治療が必要な人もいますので，まず半夏白朮天麻湯，真武湯，次に西洋薬ならメイラックス®，ソラナックス®，眠くなるのが嫌な人は，漢方薬で自律神経調節作用のある半夏厚朴湯あるいは柴胡加竜骨牡蛎湯（さいこかりゅうこつぼれいとう），桂枝加竜骨牡蛎湯（けいしかりゅうこつぼれいとう），抑肝散加陳皮半夏（よくかんさんかちんぴはんげ），茯苓飲合半夏厚朴湯（ぶくりょういんごうはんげこうぼくとう）などを使うのがよいです．

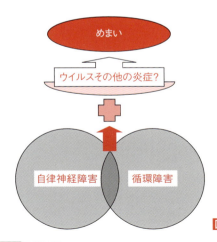

図47 めまいと自律神経の関係

Q3 私のめまいは内耳なのですか？ それとも脳からきているのですか？

A 腫瘍，梗塞，出血のように器質的要因がはっきりしている場合は例外として，多くのめまいは，どちらに病変の主座があるのかと考えたほうがわかりやすいと思います．

例外はありますが，若い人の場合，末梢ことに内耳に病変の主座があることが多いと考えます．

中高年になれば多かれ少なかれ動脈硬化が加わってきますので，本幹の椎骨脳底動脈系の障害，すなわち，脳幹，小脳[*5]に病変の主座が移ってくると考えられます．

しかし，内耳も当然のことながら，関与はしていると予測されます．

理由は若い時は，動脈硬化がほとんどないので（あっても軽度），椎骨脳底動脈系にもともと循環障害を起こしやすい潜在的要因（どちらか一方の椎骨動脈の低形成とか若い時から椎骨動脈や脳底動脈の屈曲，蛇行が著明というような）があったにせよ，内頸動脈系が代償してくれているはずです．

ところが，年齢が進むにつれて，内頸動脈系の代償が動脈硬化のためうまく働かなくなるので，椎骨脳底動脈系の循環障害がより顕著になり，内耳だけでなく，むしろ脳幹，小脳を含めた広範囲の機能低下ないし機能障害を起こしてきます．

以上のように説明すれば患者にも理解していただけるのではないかと思う．

[*5]脳幹は前庭神経核（**図1**，2頁），小脳は主に小脳虫部と前庭小脳といわれている小脳下虫つまり，小節，片葉を意味する．

Ⅷ 最終的に頭に入れておくこと

1）中高年者のめまいで多いのは

椎骨脳底動脈循環不全（眼振は一定方向つまり定方向性眼振）である．

この椎骨脳底動脈循環不全は松永[10]が提唱した，①hemodynamic type，②vascular type の二つであり，①は広い意味で，血行不良つまり一種の慢性脳循環不全のような機能的障害であり，めまいが主体で，時に口周囲のしびれ，四肢の先のしびれ（手袋・靴下型）を伴う．

②は椎骨脳底動脈系の梗塞性病変，高度の血管の蛇行，屈曲，骨棘のような周囲組織からの血管への圧迫などの器質的障害であり，他の神経症状を伴う．

本書で扱うのは②より，むしろ①のほうが多い．

変形性頸椎症，ストレートネック，後彎や動脈硬化，心疾患などを背景にした慢性的な脳の血行不良がふだんから微妙にあれば，家がまっすぐな状態なら地震がきても倒れにくいが，少々斜めに立っていれば，弱い地震でも倒れやすくなるのと同じで，急な頭位変換時，一時的な血圧降下，肩こり，首こりがより強くなった時，精神的ストレス，肉体的ストレスのような要因が上乗せされることによってめまいを生じる．

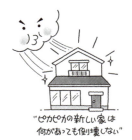
"ピカピカの新しい家は何があっても倒壊しない"

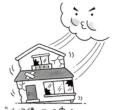
"古くて傾いている家は地震や台風で倒壊してしまう"

斜めに傾いた家を倒す地震や台風に相当するものとして下記のようなめまいを起こす具体的なきっかけとなる上乗せ因子がある．

◆長時間のパソコン操作→首・肩のこりにつながる（ことにノート型パソコン）．

◆編物にこってうつむき姿勢が長い時間におよぶ．

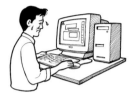
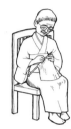

縫い物や読書，スマートフォン，携帯電話などでもうつむき姿勢をとりやすい．→これらも首・肩こりにつながりやすい．

◆突然のリストラ宣告　　　　　◆遠距離通勤

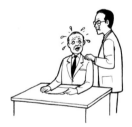
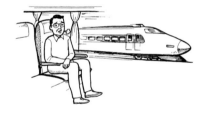

◆長時間の通勤ラッシュ

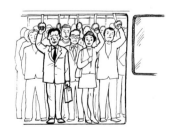

2）中枢性発作性頭位めまい

眼振は良性発作性頭位めまいとまったく同じか酷似している．

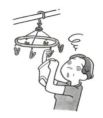

3）見逃してはならぬもの

頭蓋内疾患（脳腫瘍，脳梗塞，クモ膜下出血を含む脳出血），背景にある循環器疾患，外来でよく遭遇するその他の内科疾患（甲状腺疾患，貧血，低血糖，高血糖など）．

◆頭蓋内疾患については，特に糖尿病と高血圧の合併例，高血圧で降圧薬を内服中のケースでは，激しい回転性めまいだけでなく，たとえ軽いめまいでも頭部 MRI で大脳の小出血，視床梗塞，脳幹梗塞，小脳出血や小脳梗塞が発見されることがあるので油断せず，安易に「末梢（内耳）性めまい」と思い込まない．

これらの疾患を見逃さないためには，次のような症状の有無を医療面接（問診）で聞き出すことを心がける．

①しびれ（顔面を含む半身のしびれ，口周囲のしびれ，手と口唇の半分のしびれなど），②複視，③頭痛（一側耳介後部の痛み，後頭部痛*6），④構音障害（軽度の場合本人も気づいていないことも），⑤眼前暗黒，⑥短時間の意識消失（＝失神）．

①〜⑥の症状が必ずしも頭蓋内疾患に随伴するとは限らないし，めまいのみの場合も十分あり得る．しかしながら，医療サイドから尋ねないと患者が話をしてくれないことが往々にしてある．

◆背景にある循環器疾患については，良性発作性頭位めまい（水平半規管型）

---

*6 一側耳介後部〜後頭部の痛みは椎骨動脈解離を除外する必要あり（以前に比べ遭遇する確率が高まってきている）．

と同様の眼振所見が認められたが，発作性心房細動が発見された症例あり（97頁の④参照）．脈の触診も重要．さらに回転性めまいで初診，僧帽弁閉鎖不全がみられた症例もあるので，心音聴取も注意深く．

◆貧血については，高齢の患者で回転性めまいで受診し，眼振（定方向性眼振）もみられたが，眼瞼結膜の状況から貧血が発見され結局内視鏡で胃癌がみつかったケースがあるので，消化管出血に注意を払う［→Spot Information 48］．

◆低血糖については，眼前暗黒の症状が起こることもあるし，時に回転性めまいのこともあるので要注意．

繰り返しになるが，リスクファクターとして糖尿病，高血圧，脂質異常症，肥満，喫煙，坐ったままのライフスタイルなどがある中高年者のめまいは，まず「中枢性めまい」を疑い，そして将来の脳卒中だけでなく，狭心症や心筋梗塞にも注意を払う必要がある．

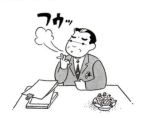

Spot Information 48　嘔気が続く場合は精査を考慮する

めまいが治まっている状態でも，当たりまえのようであるが，嘔気が少しでもあれば，胃を調べたほうがよい．

これで思いがけなく胃癌がみつかることがある．初診時，Hgb 11.4 g/dLと貧血が認められた71歳の男性は，胃癌がみつかってさらに肝転移もしていた．自覚症状はまったくなしであった．ただ嘔気がなかなか治まらなかったケースで，小脳腫瘍（原発性と転移性）が後日発見されたことがあるので頭蓋内疾患も念頭に置いておく．

Ⅸ これからのめまい診療の注意点

①今や患者のニーズは，めまいを起こせば「頭は大丈夫か」というところにきている．

最初から眼振所見のみに頼りすぎて良性発作性頭位めまいや末梢（内耳）性と思い込み，「頭部の検査は必要ない」と考えないこと．脳腫瘍が隠れていたり，めまい後，短時日のうちに脳出血，脳梗塞を起こすこともあるし，後日のトラブルのもとになる．

頭部CTでは患者の要望を満たすには不十分なので，後日頭部MRI，MRAを撮っておくほうがよい．

②団塊の世代がすでに65歳を過ぎ，高齢者となっている．とにかくわが国の高齢化は世界最速であることを念頭に置く．若年人口の多い国々では危ないめまい・中枢性めまいを起こす確率はわが国ほどではないと予想される．

中高年のめまいは動脈硬化を背景としているので，当然のことながらめまい後に脳卒中，狭心症，心筋梗塞を起こす確率は高くなる．

めまい後何年もしてからこうした疾患に罹患するのは，背景に動脈硬化があるからである．

つまりめまいをきっかけにして，その人の生活習慣を改善させることができれば，臨床医としての役割が果たせることになる．

③最後にこの辺で「めまいは内耳」という考え一辺倒から脱却していくことが重要である．

■文　献
1) 中山杜人：危ない中枢性めまい：症例3．画像と症例でみる内科医のための「危ないめまい・中枢性めまい」の見分け方．丸善出版，p31，2011
2) Terao S, Miura N, Osano Y, et al：Cerebellar infarction in the territory of the medial branch of the posterior inferior cerebellar artery. J Aichi Med Univ

Assoc 28:83-88, 2000
3) 植村研一:頭痛・めまい・しびれの臨床. 医学書院, p57, p92, p118, 1988
4) 亀井民雄:頭振り眼振に関する最近の知見について. 耳鼻臨床 89:1167-1176, 1996
5) 重野浩一郎:頭位眼振の分類とその意義. Eguilibrium Res 59:254, 2000
6) 林 裕次郎, 國弘幸伸, 東野一隆ほか:方向交代性頭位眼振の臨床的検討. Equilibrium Res 59:198, 2000
7) 徳増厚二, 長沼英明, 橋本晋一郎ほか:良性発作性頭位めまい症の回旋性眼振の垂直成分. Equilibrium Res 62:331, 2003
8) 寺本 純:めまい! 脳は大丈夫か. 講談社健康ライブラリー, 講談社, 1996
9) 北野英基, 白馬 明, 畑田耕司ほか:神経内科医によるめまいの診断と治療. Equilibrium Res 60:15, 2001
10) 松永 喬:椎骨脳底動脈循環動態とめまい. 第96回日耳鼻総会宿題報告, 1995

CHAPTER 3
めまい診療資料

めまいと一過性脳虚血発作，脳腫瘍，脳動脈瘤のリスト

　1987年1月から2002年12月までに内科めまい外来を受診した患者総数は2938例である．そしてこれまでに経験し得た範囲内で，めまいの診断名にかかわらず，めまい後に脳卒中を起こした確率は1.5％，60歳以上の患者では2.9％（明確な臨床症状が認められた症例で，一過性脳虚血発作も除く．著者が以前勤務していた横須賀共済病院はこの地域の基幹病院なので，めまい後の脳卒中で他院に流れる確率は少ない）．

1　めまいと一過性脳虚血発作（内頸動脈領域）

【めまいを起こした後，一過性脳虚血発作を生じた確率】0.3％
（1987年1月から2002年12月までの期間）

　一過性脳虚血発作（TIA）が脳梗塞の前兆になることは，衆知の事実であるが，椎骨脳底動脈領域のめまいを起こした後に，脳梗塞にまで至らなくても，内頸動脈領域のTIAを起こすことがあるので，表3（症例❶〜❽はこれまでとは異なる症例である）に掲げておく．

2　めまいと脳腫瘍

【めまいで受診し，脳腫瘍が発見された確率】0.8％
（1987年1月から2002年12月までの期間）

　内科のめまい外来なので，どうしても聴神経腫瘍は非常に少ない．

　表4に掲げる症例は，めまいを訴えて受診した患者で，頭部MRI（❸以外すべて），頭部CT（❸のみCTエンハンス）でみつかった脳腫瘍である（これらの脳腫瘍がめまいの直接原因となっているとは限らない）．

　なお，厳密には腫瘍ではないが，頭蓋内病変なので嚢胞もこのリストに挙げておく．

めまいと一過性脳虚血発作，脳腫瘍，脳動脈瘤のリスト

表3 めまい後に一過性脳虚血発作（内頸動脈領域）を起こした症例

	年齢	性別	診断名	TIAを起こすまでの期間
症例❶	71歳	女性	椎骨脳底動脈循環不全	8ヵ月
症例❷	66歳	女性	中枢性発作性頭位めまい	10ヵ月
症例❸	77歳	男性	椎骨脳底動脈循環不全	1年9ヵ月
症例❹	74歳	女性	同上	1年10ヵ月
症例❺	58歳	女性	同上	2年6ヵ月
症例❻	81歳	女性	同上	4年8ヵ月
症例❼	77歳	男性	同上	5年8ヵ月
症例❽	76歳	男性	同上	17年

症例❶〜❽の番号は便宜的番号．

表4 めまいで脳腫瘍が発見された症例

	年齢	性別	診断名		年齢	性別	診断名
症例❶	40歳	男性	oligoastrocytoma	症例⓭	66歳	女性	脂肪腫
症例❷	67歳	女性	小脳橋角部腫瘍	症例⓮	53歳	女性	小脳橋角部嚢胞
症例❸	60歳	男性	肺癌小脳転移	症例⓯	29歳	女性	松果体嚢胞
症例❹	55歳	女性	髄膜腫	症例⓰	51歳	女性	小脳橋角部腫瘍
症例❺	53歳	女性	下垂体腫瘍	症例⓱	72歳	男性	cavernous angioma
症例❻	48歳	男性	下垂体腫瘍	症例⓲	62歳	女性	cavernous angioma
症例❼	65歳	男性	松果体嚢胞	症例⓳	74歳	女性	髄膜腫
症例❽	79歳	女性	小脳橋角部嚢胞	症例⓴	59歳	女性	髄膜腫
症例❾	79歳	女性	髄膜腫	症例㉑	57歳	女性	松果体嚢胞
症例❿	26歳	男性	venous angioma	症例㉒	70歳	女性	髄膜腫
症例⓫	52歳	女性	小脳橋角部腫瘍	症例㉓	61歳	女性	血管腫
症例⓬	72歳	女性	髄膜腫				

症例❶〜㉓の番号は便宜的番号．

3 めまいと脳動脈瘤

【めまいで受診し,脳動脈瘤が発見された確率】1.2%[→Spot Information 49]

　脳動脈瘤は頭部 MRA で発見されるが,❶,❷の症例については,当時 MR の装置が旧式であったため,MRA まで調べられなかった.

　しかし,1996 年 1 月以降に頭部 MRA が撮れるようになったので,症例❸〜㉒までが頭部 MRA でチェックされたことになる.

　1996 年 1 月から 2002 年 12 月までのめまい患者総数は 1735 例であるから,このうちの 20 例(1.2%)が脳動脈瘤と判明した.つまり頭部 MRA で発見された確率は 1.2%である(本人のキャンセル,ペースメーカー装着,あるい

表5 めまいで脳動脈瘤が発見された症例

	年齢	性別	診断名	自覚症状と経過
症例❶	73歳	女性	椎骨脳底動脈循環不全	椎骨脳底動脈循環不全後,1年でクモ膜下出血で死亡. 後頭部の重い感じを訴えていた.頭部 MRI は異常なし.
症例❷	64歳	女性	椎骨脳底動脈循環不全	椎骨脳底動脈循環不全後,1年でクモ膜下出血を発症. 脳外科に運ばれ,手術.高血圧,脂質異常症,胆石症を合併. 頭部 MRI は異常なし.
症例❸	68歳	女性	中枢性発作性頭位めまい	中枢性発作性頭位めまい後 9 年で,脳動脈瘤が頭部 MRA にて判明. 初診時頭部 CT では異常なし.高血圧を合併.時々,後頭部のこりと後頭部痛を訴えていた. 脳外科に紹介し,手術を受け,元気に退院.
症例❹	74歳	女性	椎骨脳底動脈循環不全	高血圧で治療中,回転性めまいあり.頭部 MRA にて脳動脈瘤が判明.
症例❺	74歳	女性	椎骨脳底動脈循環不全	近医より紹介され,椎骨脳底動脈循環不全と診断. 頭部 MRA にて脳動脈瘤が判明.

表5（続き） めまいで脳動脈瘤が発見された症例

	年齢	性別	診断名	自覚症状と経過
症例❻	58歳	男性	椎骨脳底動脈循環不全	人工透析中の患者で椎骨脳底動脈循環不全によるめまいあり．頭部MRAにて脳動脈瘤が判明．
症例❼	61歳	女性	橋小梗塞	回転性めまいにて急患で入院．頭部MRIで橋に小梗塞あり．頭部MRAにて脳動脈瘤が発見された．脳外科に紹介され，手術を受け，その後元気である．
症例❽	80歳	女性	椎骨脳底動脈循環不全	回転性めまいで初診．頭部MRAにて両側脳動脈瘤が発見された．5年後左側が破裂し，緊急手術を施行．その後元気である．
症例❾	74歳	女性	橋小梗塞	高血圧で経過観察中．回転性めまいを起こし，頭部MRIで橋部小梗塞，頭部MRAで脳動脈瘤が判明．
症例❿	73歳	女性	中枢性発作性頭位めまい	回転性めまいで初診．中枢性発作性頭位めまいと診断．頭部MRAで脳動脈瘤が認められた．
症例⓫	70歳	女性	椎骨脳底動脈循環不全	椎骨脳底動脈循環不全と診断．この時の頭部MRAでは何もなし．2年後の頭部MRAにて脳動脈瘤が発見され，11月脳外科で手術（2～3年に一度は撮ったほうがよいと最初に話しておいたのが幸いだった）．
症例⓬	64歳	女性	中枢性発作性頭位めまい	中枢性発作性頭位めまいで初診．3年後にめまい再発．この時の頭部MRAは何もなし．しかし6年後にクモ膜下出血で突然死亡．
症例⓭	57歳	女性	椎骨脳底動脈循環不全	高血圧とふらつくめまいで初診．椎骨脳底動脈循環不全と診断．この時の頭部MRAで脳動脈瘤あり．2年後の頭部MRAでさらに脳動脈瘤が明確になってきたが様子をみている．

表5（続き） めまいで脳動脈瘤が発見された症例

	年齢	性別	診断名	自覚症状と経過
症例⑭	64歳	男性	中枢性発作性頭位めまい	中枢性発作性頭位めまい後5年して頭痛と半身のしびれで救急車で運ばれ，脳血管造影で脳動脈瘤が発見された．手術後は元気である．
症例⑮	60歳	男性	椎骨脳底動脈循環不全	高血圧とめまいで受診．椎骨脳底動脈循環不全と診断．3年後に頭部MRAで脳動脈瘤が発見された．
症例⑯	74歳	女性	椎骨脳底動脈循環不全	椎骨脳底動脈循環不全と診断．頭部MRAで脳動脈瘤が発見された．
症例⑰	52歳	女性	椎骨脳底動脈循環不全	慢性腎不全で人工透析中，高血圧，めまいで受診．頭部MRAで脳動脈瘤が発見された．
症例⑱	70歳	女性	中枢性発作性頭位めまい	ふわーとするめまいで中枢性発作性頭位めまいと診断．頭部MRAで脳動脈瘤と判明．
症例⑲	54歳	女性	椎骨脳底動脈循環不全	回転性めまいで受診．頭部MRAで脳動脈瘤が認められた．
症例⑳	66歳	女性	小脳出血梗塞（陳旧性）	ふらふらするめまいがどうしてもとれないと受診．頭部MRAで脳動脈瘤と判明．高血圧，糖尿病を合併（頭部MRIで小脳に陳旧性の出血梗塞が認められた）．
症例㉑	43歳	女性	椎骨脳底動脈循環不全	回転性めまい，高血圧で受診．頭部MRAで脳動脈瘤が認められ，脳外科で手術．その後仕事に復帰している．
症例㉒	80歳	女性	中枢性発作性頭位めまい	高血圧と中枢性発作性頭位めまいで受診．頭部MRAで脳動脈瘤と判明．

症例❶〜㉒の番号は便宜的番号．

は手術で金属が挿入された患者以外はすべて頭部MRAをチェックした）．

❶から㉒までの症例を**表5**にまとめた．

Spot Information 49　良性発作性頭位めまいのようにみえても，脳動脈瘤が隠れていることがある！

　実地臨床においては，初診時は中枢性発作性頭位めまいで，後日脳動脈瘤が発見される症例に遭遇することがある．こうしたケースに「良性発作性頭位めまい」の診断のもとに，半規管内の耳石塊を卵形嚢に戻すとのことで，乳突洞をたたいたり，バイブレーターで振動したりすることは，リスクがあるので控えておいたほうが無難である．

　高齢者は特に動脈硬化をベースにしていることが多いので，動脈瘤は脳とは限らない．後日胸部大動脈瘤や腹部大動脈瘤が判明することがある．
　逆にこのようなケースでは，以前のめまいは一元論的に考えると，末梢（内耳）性めまいよりむしろ動脈硬化を背景にした椎骨脳底動脈環境不全によるものとみたほうがよい．

　参考までに示すが，高齢者は動脈硬化を背景にしているので，動脈瘤は脳のみとは限らない．

●めまいを起こしてから7年後に解離性胸部大動脈瘤を起こして入院となった症例もある（他にも同様の症例が2例あるので全部で3例を経験）．
　78歳，男性．椎骨脳底動脈循環不全によるめまいを起こし，7年後に解離性胸部大動脈瘤を発症し，入院．高血圧，脂質異常症を合併．
●めまいを生じてから4年6ヵ月後に腹部大動脈瘤破裂で死亡したケースがある．
　66歳，男性．めまいで初診時に斜行性眼振を含む方向固定性眼振を認め，椎骨脳底動脈循環不全と診断した．ヘビースモーカーで，高血圧，脂質異常症を合併していた．

　イラスト担当の和田慧子氏，西谷ゆかり氏，種々ご尽力いただいた田中大蔵氏，小宮山真一郎氏に深謝する．

おわりに

　本書を，耳鼻咽喉科医局の頃から多年にわたり懇切なアドバイスをいただいただけでなく，本書のもとになった『プライマリーケアー医のためのめまい診療の進め方』の監修に携わり，2010年逝去された恩師群馬大学耳鼻咽喉科亀井民雄名誉教授に捧げます．

　頭部MRI，MRAの所見につきご教示を仰いだ老健ぬかだ，長澤貞継施設長（脳神経外科），MR検査にご協力いただいた湘南鎌倉総合病院放射線科関根聡技師長に謝意を表します．

　そして，終始種々の支援をいただいた額田記念病院検査科主任小俣宣夫氏，同院放射線技師金城栄氏に感謝致します．

めまいエッセンス３ヵ条

1　めまいの原因は内耳とは限らない

　首・肩こりとめまいとの密接な関連を軽視しない．
　小脳，脳幹はむろんのこと，「潜在性貧血」でもふらつくことがあるし，高齢者は「脱水」でもめまいを起こし得る（潜在性貧血のふらつきは鉄剤で治療してよくなったし，めまいを主訴の高齢者も水分補給で改善した）．

2　高齢者のめまい，危険因子を抱える中年の人のめまいを末梢（内耳）性と思い込まない

　動脈硬化を背景にした中枢性めまいの見逃しにつながる．

3　CT，MRの画像が異常なし ＝末梢（内耳）性めまいではない

　最初，「良性発作性頭位めまい」のようにみえても，1ヵ月後に脳幹梗塞を起こしたり，内頚動脈領域の一過性脳虚血発作（p120，121参照）を生じたりすることがある．1年以内に心筋梗塞を起こしたケースもある（臨床医学は一元論で考えるのが基本）（西洋医学は局在病変の診断と治療に強みを発揮するが，首とめまいの密接な関連のように他の身体部分との関連については無関心なことが多い）．

索 引

あ

亜急性出血　81
悪性発作性頭位めまい　19
足踏み検査　72
頭振り眼振検査　71, 74
アブミ骨切除　8

い

意識障害　45
意識消失　68, 99
異常血圧　100
一過性脳虚血発作　120, 127
一側性高度感音難聴　8, 64

う

うつ　21
運動療法　17, 28

え

延髄外側症候群（ワレンベルグ症候群）
　　　　　　　　　　　　　　20
延髄血管腫　65
エンビオマイシン（EVM）　7

お

オリーブ橋小脳萎縮症（OPCA）　23
音響外傷　4, 70

か

回旋性眼振　76
解離性胸部大動脈瘤　125
解離性椎骨動脈瘤　82

下眼瞼向き斜行性眼振　13
蝸牛症状　64
顎関節症に伴うめまい　8
下垂体腫瘍　121
仮性ダンディ症候　27
仮性良性発作性頭位めまい　11
カナマイシン（KM）　4, 7
眼科的なめまい　26
眼球運動核　2
眼振　60
眼前暗黒　68, 100
冠動脈虚血性疾患の患者　90
顔面神経麻痺　7, 22
顔面知覚異常　22

き

危険因子　127
喫煙　19
球形嚢　4
急性散在性脳脊髄炎　22
胸鎖乳突筋後縁　36
橋出血　3
極位眼振　21, 76
起立性調節障害　10
起立性低血圧　xvi, 55

く

口周囲しびれ感　66, 68, 95, 100
クプラ結石型（良性発作性頭位めまい）
　　　　　　　　　　　　　　17
クモ膜下出血　123

コステン症候群　8
骨棘　107

鎖骨下動脈起始部　41
鎖骨下動脈盗血症候群　31
三半規管　4

し

耳後部痛　82
脂質異常症　19
四肢末端のしびれ　10, 68, 95
視床　9
視床梗塞　xvi, 66
耳性帯状疱疹　7
耳石　4
耳石膜　4
持続的な平衡覚障害　27, 64
失神　115
自発眼振検査　73
しびれ　60, 95
ジフテリアによる内耳炎　8
耳閉感　36
脂肪腫　121
視ミオクローヌス　21
耳鳴（流行性耳下腺炎に伴う）　7
斜行性眼振　76, 125
出血梗塞　124
純回旋性眼振　35
循環器疾患　23
消化管出血　116
松果体嚢胞　121
小梗塞　98
上室性期外収縮　23, 90
小節　3, 16
小脳下虫　3, 11, 16
小脳橋角部腫瘍　23, 121

け

頸髄障害　107
頸性めまい　11, 34, 35, 87
頸前庭性めまい　16
携帯電話　28
頸椎椎間板ヘルニア　28, 47
頸動脈カラードップラー法　47
頸動脈内膜中膜複合体肥厚度（IMT）
　　94
頸部 MRA　19, 59
血圧調節中枢　36
血液疾患に伴うめまい　33
血液粘度　32
血管炎　78
血管腫　65, 121
血管病変　39
血小板増多　32
減衰現象　4

構音障害　68
後下小脳動脈閉塞症　20
高血圧　19
高血糖　26
膠原病のめまい　77
後縦靱帯骨化症　28
甲状腺機能亢進症　24, 92
甲状腺機能低下症　24, 92
交通外傷後遺症　14
後頭部痛　20, 60, 68
後半規管型（良性発作性頭位めまい）
　　12, 37
抗ヘルペスウイルス薬　18
硬膜下血腫　63
後彎　13
呉茱萸湯　55

小脳梗塞　14, 20
小脳出血　20
小脳腫瘍　29
上腕神経叢神経鞘腫　49
徐脈　23, 90
心筋梗塞　32
神経血管圧迫症候群　32
進行性内リンパ水腫　5
心室性期外収縮　24, 90
真珠腫性中耳炎　8
心房細動　23, 44

す

垂直性眼振　76
水毒　55
水平・回旋混合性眼振　76
水平半規管型（良性発作性頭位めまい）
　　　　　　　　　　　　　　12, 17
髄膜腫　121
ストレートネック　13
　――の頸性めまい　87
頭帽感　55
スマートフォン　28
頭鳴　69, 108

せ

正常圧水頭症　23
赤外線 CCD カメラ　71
脊髄小脳変性症　29
セロクラール　32
潜在性貧血　127
前縦靱帯骨化症　28
前大脳動脈閉塞　46
前庭器官　4
前庭小脳　11
前庭神経　4
前庭神経炎　6

前庭神経核　2
前庭神経上行路　31
潜伏時間　4

そ

僧帽弁閉鎖不全　116
側頭骨外傷　8
側頭葉の動静脈奇形　93
速度蓄積　75
側方注視中枢　2
側彎症　43

た

代謝疾患　77
対側型（遅発性内リンパ水腫）　8
大動脈炎症候群に伴うめまい　31
大動脈弁閉鎖不全　44
大脳基底核　43
大脳性のめまい　31
大脳白質病変　28
第Ⅷ脳神経　32
第4脳室周辺の病変　19
立ちくらみ　xvi, 55, 62
脱水　26, 127
多発性硬化症　3, 93
単脚直立検査　72
炭酸カルシウム　4
短時間の意識消失　115

ち

遅発性内リンパ水腫　8
　――同側型　8
　――対側型　8
中枢性発作性頭位めまい　11
中枢性めまい　9, 59, 62
中脳病変　21
釣藤散　30

つ

椎骨動脈起始部　16, 59
椎骨動脈結紮　50
椎骨動脈周囲交感神経叢　9
椎骨動脈閉塞　29
椎骨脳底動脈循環不全　9, 59
椎骨脳底動脈領域の一過性脳虚血発作
　　9
つわり　26

て

低血糖　26
低髄液圧症候群　29
手口症候群　82
手袋靴下型　10, 68, 99
電解質異常　26, 77
てんかん性めまい　33

と

頭位眼振検査　71
頭位変換眼振検査　4, 71
頭蓋内疾患　62
同側型（遅発性内リンパ水腫）　8
頭頂葉　9
　——の 2v 野　31, 46
糖尿病　19
頭部 MRI　19
頭部外傷　4, 70
　——に伴うめまい　7
頭部 CT　19
洞不全症候群　23, 90
読書　28
特発性血小板血症　32
突発性難聴に伴うめまい　5

な

内頸動脈狭窄　17
内頸動脈閉塞　29
内頸動脈瘤　17
内耳炎　8
内耳性めまい　5, 62
内耳梅毒　8
内側縦束　2
難聴（流行性耳下腺炎に伴う）　7

に

二段脈　47
乳様突起炎　8
妊娠中のめまい　26

ね

熱中症（Ⅰ度，Ⅱ度）　26

の

脳幹梗塞　127
脳幹の血圧調節中枢　36
脳幹病変（腫瘍，動静脈奇形，梗塞，出血，炎症）　21
脳幹網様体　40
脳血管障害性パーキンソニズム　24, 25, 44
脳磁図　28
脳腫瘍　120
脳循環改善薬　10
脳脊髄液減少症　29
脳脊髄炎　29
脳卒中　19
脳動脈瘤　122
乗り物酔い　69

は

発汗　68, 99
バラシクロビル　17
半夏白朮天麻湯　30, 55

ひ

非回転性めまい　22
被殻小出血　29
非定型めまい　63
肥満　19
頻脈　23, 68, 90

ふ

ファムシクロビル　17
複視　60, 68
輻輳　3
輻輳障害　21
腹部大動脈瘤　48
腹部大動脈瘤破裂　125
浮動感のめまい　27
浮遊耳石置換法　17
プラーク　47
プリンペラン®　26
ブルーイ　89
フレンツェル眼鏡　60, 71

へ

平衡機能検査　71
平衡障害　22
ペースメーカーを装着中の患者　90
変形性頸椎症　13
片頭痛　55
片頭痛関連めまい　25
片葉　3, 16

ほ

保育士　28
方向交代性下向性回旋性眼振　13
方向交代性下向性水平性眼振　31
方向交代性上向性回旋性眼振　17
方向交代性上向性水平性眼振　13
房室ブロック　23, 90
傍正中橋毛様体　2
発作性心房細動　24
発作性頭位めまい（広義）　97

ま

麻疹　8
末梢性前庭障害　62
末梢前庭性めまい　5
マン検査　72
慢性硬膜下血腫　23
慢性呼吸不全　24, 46

み

未破裂脳動脈瘤　51

む

霧視　68, 99
無症候性脳梗塞　19
むち打ち症　17, 29, 70
ムンプス　8

め

メニエール病　5
めまい検査　71
メリスロン®　xvi

ゆ

有毛細胞　4

ら

ラクナ梗塞　98
卵形嚢　4

り

理学療法　28
リスク因子　19
流行性耳下腺炎に伴うめまい　7
硫酸ストレプトマイシン（SM）　4, 7
両脚直立検査　72
苓桂朮甘湯　55
良性発作性頭位めまい　xvii, 12
　——クプラ結石型　17
　——後半規管型　37
　——水平半規管型　12, 17
両側感音難聴　64
両側耳鳴　36, 68, 69

る

ループ形成　12

れ

冷汗　99

わ

ワレンベルグ症候群（延髄外側症候群）　20

欧文

Brandt 法　37
cavernous angioma　121
EVM（エンビオマイシン）　7
hemodynamic type　9, 113
IMT（頸動脈内膜中膜複合体肥厚度）　94
KM（カナマイシン）　4, 7
MLF（medial longitudinal fasciculus）　2
oligoastrocytoma　121
OPCA（オリーブ橋小脳萎縮症）　23
PPRF（paramedian pontine reticular formation）　2
presyncope　39
Ramsay Hunt 症候群　7
SM（硫酸ストレプトマイシン）　4, 7
vascular type　9, 113
venous angioma　121
WPW 症候群　23, 90